내 몸이 최고의 의사다

감기부터 암까지 병원 안 가고 낫는 법

내 몸이 최고의 의사다

임동규 지음

에디터
editor

■ 프롤로그

내 몸 안의 의사를 깨워라

'병을 낫게 하는 것은 자연이다.'
'인간은 원래 병을 치료하는 힘을 갖추고 있다.'
'진정한 의사는 내 몸 안에 있다. 내 몸 안의 의사가 고치지 못하는 병은 하늘이 내린 명의도 고칠 수 없다.'

강의할 때 내가 강조하는 내용 중 하나다. 하지만 내가 만들어 낸 말이 아니다. 바로 의학의 아버지라 불리는 히포크라테스가 한 말이다.

의성(醫聖)이라고까지 일컫는 히포크라테스는 왜 내 몸 안에 의사가 있다고 했을까? 왜 자연이 치유한다고 말했을까? 이제 잠자고 있던 그 의미를 깨워보자! 먼저 간단한 예를 통해 치유의 과정을 살펴보자!

살면서 살이 찢어져보지 않은 사람은 아마 없을 것이다. 살이 찢어지면 어떻게 해야 하는가? 대부분 병원에 가서 꿰매야 한다고 말할 것이다. 의료인은 말할 것도 없고 자연요법을 주장하는 이들 역시 크게 다르지 않다.

그렇다면 내 아이가 장난치다 소가죽 가방에 칼집을 내어 찢어졌을 때 잘 꿰매놓으면 붙을 거라고 생각하는가? 물론 그땐 '아니!'라고 답한다.

마찬가지로 사람들은 넘어져서 부러진 뼈를 붙이려면 병원에 가서 석고붕대를 해야만 한다고 믿는다. 그럼 부러진 통닭 뒷다리를 석고붕대로 감아놓으면 붙을까? 당연히 말도 안 된다고 여길 것이다. 둘 다 뼈인데, 왜 그럴까?

그 차이는 생명의 유무에 달려 있다. 살아 있는 생명체에는 손상된 피부와 뼈를 아물게 하는 힘이 있다. 혈관 수축, 응고, 주변 세포에서의 재생 또는 새로운 조직의 생성이 일어나고 멀리서 면역세포를 만들어 보내기도 하면서 세포 재생에 필요한 영양물질을 보내기도 한다. 이런 복잡한 과정을 통해 세포가 재생되어 살이 채워지고 뼈가 붙는다.

살을 차오르게 하고 뼈를 붙게 만드는 것은 누구인가? 병원의 의사인가? 당연히 아니다. 그들은 벌어진 살을 아물게 하고 부러진 뼈를 붙일 능력이 없다. 전혀.

치유를 결정하는 것은 몸 안의 생명력

치유를 결정하는 것은 꿰매는 것도 아니고, 부목을 대는 것도 아니다. 바로 내 몸 안에 살아 숨 쉬는 생명력 그 자체다. 열을 내어 면역세포를 증강시키고 침입자 세균의 힘을 떨어뜨리고, 하루에 수천 개씩 암세포가 만들어지지만 이를 고치거나 제거하는 것도 내 몸 안의 의사다. 식욕을 떨어뜨려 먹지 못하게 하고, 기운을 떨어뜨려 나돌아 다니지 못하고 쉬게 하고, 기침 반응을 일으켜 가래를 배출시키고, 설사를 일으켜 몸 안으로 들어온 독소를 배출시키는 것도 다 생명력, 즉 내 몸 안의 의사가 처방하고 스스로 조치한 것이다.

피부를 아물게 하는 힘, 뼈를 붙게 만들고 열을 내어 식욕과 기력을 떨어뜨리고 면역세포를 만들어내고 소화시키고 해독하고 근육을 움직이게 만드는 힘은 오직 살아 있는 생명체, 내 몸 안에만 있다. 이 힘이 치유하는 힘, 즉 치유력이다. 그 때문에 우리 몸 안에 의사가 있다고 옛 성인은 자신 있게 선언했다. 생명력, 즉 자연이 바로 의사인 것이다.

자연치유력은 오직 생명을 부여받으면서 함께 잉태된다. 그 힘은 누가 주는 것도 아니요, 외부에서 만들 수 있는 것도 아니다. 외부에서 누군가 스위치를 켜서 작동시킬 수 있는 것 또한 아니다. 스스로 생성되고 저절로 작동한다. 그렇기에 치유는 스스로, 저절로, 자연적으로 이루어진다고 나는 말하는 것이다. 잘 꿰매고 부목을 대는 것과 상관없이 내 몸이 스스로 알아서 저절로 한다. 그래서 '스스로 치유'다. 그렇기에 스스로 자(自), 그럴 연(然)자를 붙여 '자연치유(自然治癒)'다. 그리고 질병을 치유하는 힘을 한자로 '자연치유력'이라고 말한다.

'스스로' 하는 치유는 기술로 하는 것이 아니다. 치유는 내 몸 속에 존재하는 치유하는 힘(자연치유력)이 저절로 작동하여 이루어진다.

자연치유는 내 몸이 알아서 하기 때문에 당연히 부작용이 없다. 이렇듯 치유 원리는 단순하다. 내 몸이 스스로 치유하지 못하면 그 누구도 치유할 수 없다. 내 몸 안에 스스로 치유하는 힘이 남아 있지 않다면 역시 그 어떤 사람도 치유할 수 없다.

암 환자 입장에선 하찮은 이야기라 여기고 그냥 제쳐놓을지도 모르겠다. 그러나 이 진실의 수용 여부에 따라 치유는 결정된다. 애석하지만 거의 모두가 믿고 따랐던 약, 항암제, 수술, 방사선 치료는 치유를 결정하지 못한다. 심지어 침, 뜸 등 자연요법 역시 크게 다르지 않다.

내 몸 안의 의사를 깨워라! 그러면 치유가 당신 곁에 다가올 것이다.

내 몸 안의 의사에게 기운과 활력을 불어넣어주는 핵심은 바로 내 삶이다. 금주, 금연, 충분한 쉼과 적절한 활동, 현미밥 채식 그리고 자연환경에서의 삶, 즉 자연치유적 삶이 바탕이 되지 않는다면 그 어떤 치료도 효과를 기대할 수 없다. 누구든 예외 없이 자연치유적 삶에 한발 한발 다가갈 때 완전한 치유는 점점 선명해진다.

"병을 낫게 하는 의사는 내 몸 안에 있고 자연이다"라고 외쳤던 옛 성인의 말에 의사인 나는 고개를 숙인다. 병을 고치겠다는 내 오만을 벗어던진다.

이제 몸속에 있는 의사, 즉 자연을 인식하고 깨울 때 치유된다고 내 환자에게 속삭이려 한다.

2012년 3월
산청 산골짜기에서
강정 임동규

차례

프롤로그 내 몸 안의 의사를 깨워라 ······ 5
시작하기 전에 자연치유를 알고 나서 180도 바뀐 나의 인생 ······ 14

Part_1 진정한 의사는 내 몸 안에 있다

정말 병원에 가야만 나을까? ······ 23
과연 특별한 치료법이 있을까? ······ 26
병은 저절로 치유된다, 낫기 위해 애쓰지 마라 ······ 30
치료받을 것인가, 치유할 것인가? ······ 35
모든 질병을 치유하는 힘은 분명 있다! ······ 40
증상과 증후를 기꺼이 받아들여라! ······ 45
왜 병에 걸리는 걸까? ······ 49
병원과 의사에게 의지할수록 병은 깊어간다 ······ 54

Part_2　만병을 다스리는 네 가지 보물

완전한 치유를 위한 세 가지 조건 …… 65
치유를 위해 가장 먼저 해야 할 일 …… 72
만병을 다스리는 네 가지 보물 …… 78
약이 되는 음식, 독이 되는 음식 …… 82
가장 빠른 치유법은 단식 …… 90
운동하지 말고 활동하라 …… 94
시골과 숲의 치유 능력은 상상 이상 …… 100
자신에게 집중하라 …… 106
아프고 불안하니까 웃자! …… 112
치유를 원한다면 삶을 바꿔라 …… 116

Part_3   암도 나을 수밖에 없는 이유

치유 안 되는 병은 없고 치유를 포기하는 삶만 있다 …… 123
암 치유 확률이 낮은 이유 …… 128
왜 암은 낫지 않고 재발하는가? …… 133
스티브 잡스가 세상을 등진 이유 …… 138
암도 나을 수밖에 없는 이유 …… 144
자연치유를 선택한 뒤 왜 암 수치가 더 나빠질까? …… 148
암에서 자유로워지려면 …… 153
올바른 자연요법 선택하기 …… 158
암 환자 완치율 20%의 참 의미 …… 165
3개월 여명 췌장암 환우의 치유 비결 …… 168
내가 만약 암에 걸렸다면? …… 180
그래도 암 수술을 선택했다면? …… 186
다 나았는지 알고 싶다면? …… 191

Part_4 감기부터 뇌졸중까지 각 질환별 치유법

감기와 호흡기 질환의 치유법 …… 197
아토피 등 알레르기성 질환의 치유법 …… 201
산만한 아이가 공부 잘하게 하려면 …… 206
아주 쉬운 비만 탈출 노하우 …… 211
디스크와 요통의 치유 …… 216
고혈압은 병도 아니다 …… 221
당뇨병이 성인병이라고? …… 226
골다공증의 치유와 예방법 …… 231
간경화, 간암 등 간 질환의 치유 …… 235
뇌졸중 예방과 치유 …… 240
치매의 예방과 치유 …… 247
60점만 넘겨도 치유는 시작된다 …… 253
나는 정말 건강을 확신하는가? …… 257
스스로 의사가 되어야 치유에 이른다 …… 261

에필로그 환우들이여, 크게 꿈을 꾸어라! …… 266

■ 시작하기 전에

자연치유를 알고 나서
180도 바뀐 나의 인생

 자연치유에 관해 본격적으로 들어가기 전에 먼저 개인적인 이야기부터 시작해보자.

 가정의학과 전문의로서 10년 전까지만 해도 건강에 대한 지혜가 별로 없었던 나는 여느 중년 남성 모습과 크게 다르지 않은 중후한(?) 외모였다. 겉은 그럴듯해 보였지만 속은 썩어 있는 몸을 나이 때문이라고 자위하며 당연한 것처럼 받아들이고 살았다.

 2002년 당시 45세였던 나는 167cm의 키에 74kg의 몸무게, 허리둘레는 34인치였다. 술과 담배를 즐기고, 고기와 단것을 좋아해서 외식이나 간식을 자주 했다. 소심하고 우유부단한 성격에 움직이기 싫어해, 누워서 TV를 보고 재떨이를 발로 끌어당길 정도였다.

나를 괴롭히던 질환은 만성 중이염에 만성 축농증, 잦은 위염, 알레르기성 피부 질환, 대장염 등으로 거의 '움직이는 종합병원'이라 할 정도였다. 혈압은 145/95로 고혈압 초기였고, 대장 내시경 결과 용종이, 복부 초음파를 통해서는 지방간 소견이 있었다. 잦은 저혈당 증상에 만성 변비, 치질로 고통받았으며, 땀을 많이 흘리고, 잔기침이 잦다 보니 만성 피로에 시달려 아침에는 일어나기 힘들어 했다.

10년 전 그 습관과 태도가 지금까지 계속되었다면 지금쯤 어떤 모습일까? 보통의 장년처럼 심한 비만으로 관절에 무리가 와서 뒤뚱거리거나, 중풍으로 절뚝거리거나, 잦은 심장 발작으로 병원 신세를 지고 있을 가능성이 크다. 그래도 이쯤에서 머문다면 다행이다. 간경화, 폐암, 대장암, 위암, 췌장암 중 한두 개 질병으로 엄청 시달리면서 돈을 거의 다 까먹고 있거나 땅 밑에 잠들어 있었을 가능성이 더 높다. 지금쯤 이 세상 사람이 아니고, 독자와 이렇게 마주한다는 것은 상상할 수도 없었을 것이다.

하지만 천만다행으로 지금 나는 날씬한 근육질 몸매로 거듭나 있다. 허리는 27인치, 몸무게는 57kg 정도, 더 이상 남아 있는 질병은 하나도 없고 10층 이상의 아파트 계단도 거뜬히 걸어 올라갈 정도로 근력이 붙어 있다. 예전엔 여름 한낮에 비 오듯 하던 땀으로 고생하고 잦은 저혈당으로 식은땀을 흘리곤 했지만 지금은 거의 못 느낀다. 게으른 성격도 크게 줄어 틈틈이 청소, 밥 짓기, 설거지 등 바지런을 떨며 아내 돕는 일을 즐긴다. 멀리

강의 다닐 때는 주로 버스를 이용하고 도시락도 꼭 챙긴다. 그뿐 아니라 전에는 무대 공포증이 있어 자기소개조차 버거워 피해 다니곤 했는데, 이젠 종종 건강 강의를 자청할 정도로 당당한 모습으로 변모했다. 그냥 하루하루를 무료하게 흘려보냈던 삶이 지금은 보람과 기쁨으로 하루가 너무나 짧게 느껴진다.

어떤 변화가 있었기에 이렇듯 180도 뒤바뀐 인생이 되었을까? 2002년 상반기쯤이었을 것이다. 어느 날 아내가 《저는 오늘 꽃을 받았어요》라는, 내 운명을 뒤바꾸는 계기가 되는 책을 건네주었다. 처음엔 시큰둥하며 뒤적이다 점점 책 속에 빠져들어가 단숨에 읽어버렸다. 이 책을 계기로 더 많은 책들을 섭렵하면서 여성 질환의 원인과 치유를 이해하게 되었고, 점차 건강과 음식에 관한 영역으로까지 넓혀나갔다. 자연치유, 자연요법, 대체요법에 대해 공부하고 명상하면서 질병의 모든 원인은 우리 생활 습관과 마음가짐에서 비롯됨을 깨달았다. 또한 치유에 이르려면 이런 삶의 태도와 습관을 바꾸어주어야 함을 이해했다.

이후 술과 담배는 물론 육고기와 생선 그리고 우유와 달걀을 끊은 뒤 얼마 안 있어 국물을 낼 때 사용하던 멸치까지 끊었다. 웬만한 거리는 걸어 다녔고, 엘리베이터보다는 계단을 이용했다. 헬스와 요가를 생활에 접목하는 등 자연치유적 삶에 가까이 다가갈수록 아주 빠르게 건강해지고 날씬해지는 경험을 했다. 어찌나 빨리 살이 빠지는지(3개월 만에 약 17kg 감소) 10년 배운 의사 지식으로 암이 아닐까 걱정되어 직접 피 검사를 해보았다. 혈액 검사 수치 전부가 완전히 정상이라 가슴을 쓸어내리면서 헛웃음이 나왔다. 지금 생각해보면 우습기도 하지만 당시에는 적잖이 걱정했다. 아는 게 병이라는 말을 그때 실감했다.

  게다가 병원은 병을 낫게 하는 게 아니라 유지하는 데 불과하고, 실제로는 점점 질병을 악화시키는 경우가 더 많다는 '불편한 진실'을 깨달았다. 즉, 병원과 의사에게 의지할수록 병은 더 깊어지니 스스로 생활 습관과 마음가짐을 바꾸라고 교육했다. 환자들에게 당뇨병이나 고혈압을 제대로 치유하려면 '현미밥을 드셔야 해요', '많이 움직여야 해요', '스트레스를 줄이도록 마음을 비우세요!', '자신을 진정으로 사랑하는 방법을 생각해보세요!' 하고 진료할 때마다 외쳤다. 그러나 돌아오는 대답은 '약은 주실 거죠?'였다. 아마도 '음식, 환경, 활동과 쉼 그리고 마음이 치유로 이끄는 핵심이다'라고 강조하다 보니 약도 주지 않을까 봐 걱정이 되었나 보다.

  이런 일이 반복되자 잔소리로 이해하는 환자분들도 생겨 과연 이 일을 진료실에서 계속해야 하나 하는 회의감이 들기 시작했다. 완전한 치유를 위해서는 공기 좋은 시골로 이사해 텃밭 농사를 지으면 저절로 낫는다고 교육하며 진료실에 앉아 있는 내 모습이 모순처럼 느껴졌다. 나 자신부터 더 완전한 자연치유적 삶으로 변화를 주어야겠다 결심하고 2004년 말 병원을 정리한 뒤, 지인이 있던 지리산 산청으로 무작정 내려갔다.

난생처음 시골에 정착해 주위 사람들의 도움을 받으며 내 손으로 통나무집을 짓고 농사일도 배워서 손수 지었다. 일머리가 부족하고 손에 익지 않아 다치기도 많이 다쳤다. 머리나 정강이 찧는 일은 하루에도 수차례. 한 번은 전기톱에 종아리 근육을 날려버린 대형 사고를 저질렀다. 잘려나간 근육이 툭 벌어질 정도로 크게 찢어져 부랴부랴 싸매고 큰 병원에 가서 꿰맸다. 입원해야 한다는 의사의 경고에 나도 의사임을 밝힌 뒤 바로 집으로 돌아와 지금까지 공부하고 배운 자연치유를 적용하기 시작했다. 금식하고 보식하고, 생수와 숯 물로 소독하길 며칠 하니 아무 부작용도 없이 깔끔하게 마무리되었다. 또한 도시에서 너무 오랫동안 육식 과다 섭취, 활동과 잠 부족 그리고 컴퓨터로 혹사당해 심해진 백내장 수술을 하고도 안약 한 번 넣지 않고 깨끗이 나았다. 게다가 이웃 요양원에서 단식하는 환자분들의 병세가 좋아지는 것을 지켜보며 자연의 자비와 자연치유력의 위대함을 경험했다.

이처럼 자연과 더불어 살면서 명상하고 공부하며 깨치게 된 자연치유의 지혜. 그 지혜를 알음알음 소개받고 온 환자들에게 들려주거나 외부 강의를 통해 나누곤 했다. 도시에 나가 여러 사람에게 지혜를 전하는 일을 하라는 말을 종종 듣지만 귓등으로 흘려보냈다. 그렇게 수년을 보내다 2011년 7월, 우연히 자연치유를 기본으로 하는 병원을 맡아달라는 부탁을 받았다. 몇 날 며칠을 고민하다가 더 많은 환자들에게 이 지혜를 나누는 것이 내게 주어진 책임이자 운명이 아닐까 싶은 생각에 수락했다.

병원 일을 시작하고 환자들, 특히 암 환자들을 마주하면서 내가 깨달은 모든 치유의 지혜를 전해주는 데 말은 참으로 한계가 많다는 생각이 들었다. 잘 받아들여 기쁜 마음으로 자연 치유의 길을 떠난다면 정말 좋으련만 제대로 전달되지 못해서 그런가 겉도는 환자들이 종종 있어 안타까울 때가 많았다. 환자 교육용 책이라도 하나 내야겠다는 마음을 먹고 있는데 마침 에디터출판사에서 방문했다. 하늘의 뜻인지, 우연의 일치인지 모르겠지만 정말 기뻤다.

이 작은 책이 질병으로 고통을 겪는 환자들에게 완전한 치유로 안내하는 데 작은 도움이 되길 진심으로 희망한다.

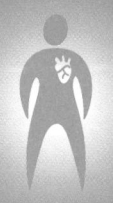

Part_1

진정한 의사는 내 몸 안에 있다

정말 병원에 가야만 나을까?

현대를 사는 환자들은 병원에 가야, 의사에게 치료받아야 병이 낫는다고 생각한다. 자식이나 손자를 병원에 데려가지 않으면 무슨 큰일이라도 저지른 듯 야단이다. 병원에 안 가고 집에서 고치려다 문제가 생기면 자녀를 방치한 비정한 부모라고 비난한다. 다른 한편에선 병원에 가봐야 병은 고치지도 못하면서 돈만 챙긴다고 투덜댄다. 생각 있는 의사라면 자신이 고칠 수 있는 병이 별로 없다고 넋두리한다.

투덜대고 넋두리할 것이 아니라 조금만 더 깊이 생각해보자! 정말 병원에 가야 낫는다고 생각하는가? 병원에서 나을 수 있는 질병은 얼마나 될까? 나는 가정의학과 전문의지만 생각이 잘 나지 않는다. 무엇이 있을까 좀 더 생각해보니 교통사고 등 생명이 위급한 긴급 상황(심폐소생술 또는 다량 출혈)에서의 처치 정도가 떠오른다. 그다음엔? 맹장염(충수돌기염)이나 복막염? 아무튼 좋다. 백번 양보하여 병원에서 치료받아야 나을 병들이 많다고 치자.

그런데 병원에서 수술을 받고 치료받으면 끝일까? 예를 들어 맹장염에 걸려 수술을 해야 한다고 치자. 수술 전이나 후에 아무렇게 먹고 과로하고 잠도 제대로 못 잔다면 수술 결과는 어떨지 뻔하다. 만약 술까지 마신다면 미친놈 소리 듣기 십상이다. 이처럼 맹장염조차 수술 그 자체로만 병을 낫게 할 수는 없다. 오히려 수술보다 더 중요한 것은 일시적이나마 술·담배는 물론 고기나 과로도 피해야 한다. 적어도 전날 입원하고 수술 뒤에도 며칠 동안 충분히 쉬어야 한다. 그래야 수술 후유증 없이 잘 아문다. 결핵 환자가 약을 먹으면 끝일까? 여전히 술·담배에, 과로와 스트레스 속에 머물러 있다면 아마 나을 것이라고 말할 사람은 하나도 없을 것이다.

술·담배를 끊고, 푹 쉬고, 고기를 피하고 잘 잔다는 의미는 무엇일까? 바로 자연치유력을 깨우는 행위이자, 내 몸 안의 의사로 하여금 치유 과정에 나서도록 돕는 행위다. 이것이 잘 작동하면 상처는 빠르게 아문다. 그러나 이 행위가 생략되면 아무 소용이 없다. 명의도 소용없고 수술이 잘되어도 소용없다. 만약 수술을 하고도 여전히 술과 고기를 먹고 잠도 제대로 못 자면서 과로와 스트레스에 자신을 내던진다면 아무리 잘 꿰매고 잘 붙이고 항생제를 들이부어도 소용없다. 이렇게 자연치유력을 돕기는커녕 방해한다면 상처가 아물지 않는 것은 당연하고 꿰맨 상처는 곪을 것이며 재수술하지 않으면 그나마 다행이다.

정리하면 수술을 하거나 안 하거나, 그 어떤 선택을 하든 진정으로 치유를 원한다면 누구든 반드시 지켜야 할 원칙이 있다. 거지든 부자든, 환자든 의사든 예외는 없다. 치유로 이끄는 대원칙은 치유의 길을 벗어나지 말아야 한다는 점이다. 치유의 길이란 내 몸 안의 의사, 즉 자연치유력을 방해하지 않고 돕는 일(치유적 삶)이다. 단식 또는 현미 채식(건강 채식), 충분한 쉼 그리고 마음을 이완시키면 우리 몸은 알아서 저절로 치유한다. 이처럼 치유적 삶을 살면 자연치유력은 회복되어 그 어떤 병도 저절로 치유된다.

그럼에도 불구하고 우리는 여전히 수술이나 약에만 목숨을 건다. 한 번이라도 건너뛰면 무슨 큰일이라도 벌어진 듯 야단이다. 반면, 현미밥을 오래 씹고 적당히 움직이며 과로를 줄이라는 처방은 귓등으로도 안 듣는 환자가 많다. 바로 이런 태도야말로 질병을 키우는 가장 큰 원인이다. 진정으로 치유를 원한다면 생각에 변화를 주어야 한다. 기존의 관념을 모두 버려도 좋다는 생각으로 마음을 열어놓아라! 그리하면 치유의 축복으로 가득 채워질 것이다.

앞으로 암을 포함해 다양한 질병의 자연치유에 대해 살펴보겠다. 무조건 반대하거나 외면하지 않길 바란다. 바로 당신과 당신의 가족의 건강과 행복을 위하여.

과연 특별한
치료법이 있을까?

　사람들은 병에 걸렸다는 사실을 아는 순간 무엇부터 할까? 아마도 대부분이 가장 먼저 그 질병에 대한 특별한 치료법을 찾아 나설 것이다. 질병이 위중할수록 병원이나 한의원에 매달린다. 고혈압에 걸렸다면 혈압을 떨어뜨리는 약, 당뇨병 환자라면 혈당을 떨어뜨리는 약, 암에 걸렸다면 암 덩어리를 제거하는 수술 또는 방사선 요법을 택하는 것이 일반적이다.

　조금 가볍다 싶으면 민간요법을 택하기도 한다. 간혹 다른 것을 모두 다 해보고 나서 더 이상 길이 없다고 느낄 때 신앙이나 자연요법에 매달리기도 한다. 이렇듯 대개는 무언가 특별한 치료법을 찾아 나선다. 특별한 치료법을 택한 사람들 중 일부는 혈압과 혈당이 조절되고 심지어 암 덩어리가 몸속에서 없어지는 경험을 하게 될 때가 있다. 그리고 이 사실이 널리 유포되고 교육된다. 때문에 사람들은 특별한 치료법이 있다고 쉽게 믿는다.

그리고 누구나 질병에 걸리면 대부분 특별한 치료법에 자신을 맡긴다. 그런데 애석하지만 그 치료법의 축복은 내게 나타나지 않는다. 그래서 대부분 신비의 치료법 열풍은 이내 사그라진다.

현대 의학의 발전으로 의료 혜택을 누리는 사람과 비중은 갈수록 커져간다. 여전히 질병 치료로 많은 비용이 들긴 하지만 이제는 예전과 달리 돈 때문에 치료 혜택을 받지 못하는 사람은 별로 없다. 그런데 이렇게 의료 혜택이 커지고 의료 기술은 발전해가는데, 암으로 죽는 사람이 늘어가는 것은 무슨 연유일까? 뇌혈관 질환이나 심장 질환 등 혈관성 질환이 여전히 사망 원인의 큰 비중을 차지하는 까닭은 무엇일까? 환자와 가족 심지어 주변 사람들의 바람대로 질병에서 회복되지 못하고 고통스럽게 생을 마감하는 사람이 왜 이렇게 늘어만 갈까? 왜?

그 이유로 평균 수명이 늘어 노인 인구가 증가하기 때문이라고 말하는 전문가들이 많다. 물론 이론적으로만 보면 고령일수록 질병이 생길 가능성은 높다. 늙어가면서 세포 역시 노화되니 당연하다고 여긴다. 하지만 그것은 어디까지나 이론일 뿐, 현실은 그렇지 않다. 누구든 태어날 때 특별한 건강상의 문제를 갖지 않았다면 자기 수명을 다할 때까지 큰 질병 없이 살아갈 힘을 갖고 있다. 생각해보라. 정말 나이가 큰 변수라면 장수촌의 많은 노인들은 대부분 중질환 환자여야 한다. 하지만 그렇지 않다는 것을 여러분도 알고 있다. 왜 장수촌 노인들만 질병으로부터 자유로운 축복을 누린다고 생각하는가?

나이가 큰 변수가 아니라는 이유는 또 있다. 의료 기술이 획기적으로 발전하고 의료 혜택의 범위도 커져가지만 암, 고혈압 그리고 당뇨병처럼 만성적인 중질환의 발생 연령은 점점 낮아지고 있다. 조기 검진을 받는 사람도 늘고 질병 보험 가입자도 늘었지만 질환 때문에 생을 접어야 하는 젊은이 역시 갈수록 늘어만 가고 있다. 이것이 진실이고 현실이다. 나이는 질병 발생에 영향을 줄 수 있다고 말할 수는 있지만 현실에서 질병 발생에 결정적인 역할을 하는 것은 아니다.

그렇다면 왜 이렇게 중질환 환자가 늘어나고, 또 자기 수명을 다 누리지 못하고 질병으로 죽는 사람이 많은 까닭은 무엇일까? 여러 가지 각도와 관점으로 설명할 수 있다. 그중 하나가 의료인 등 타인에게 또는 다른 치료 물질 등 특별한 치료법에 자신을 내맡겼기 때문이다. 특별한 치료법으론 치유되지 않는다. 따라서 특별한 치료법이 있다는 잘못된 믿음과 그 믿음에 따라 자신을 내던졌다면 당연히 온전한 치유에 이를 수 없다. 물에 빠진 사람은 지푸라기라도 잡는다는 말이 있듯이 무엇이든 움켜쥐려는 그 심정은 이해된다. 그렇기에 특별한 치료법에 쉽게 매달릴 수밖에 없을 것이다. 더구나 특별한 치료법을 당연스레 여기는 풍토에선 그 유혹을 떨쳐버리기가 거의 힘들 것이다.

하지만 안타깝게도 약에 매달릴수록 결과는 자신이 바라던 것과는 정반대로 점차 멀어진다. 약으로 대표되는 특별한 치료법은 대부분 치유하는 데 큰 도움을 주지 않을뿐더러 여러 가지 문제도 있다. 오히려 질병 치유를 방해하고 질병을 악화시키는 경우도 있다. 그렇다고 약 등 특별한 치료법의 순기능이 전혀 없는 것은 아니다. 참기 어려운 괴로움이나 고통을 빠르게 가라앉혀주는 효과가 있다. 하지만 그 효과는 아쉽게도 일시적일 뿐이다. 매우 짧다. 더 큰 문제는 특별한 치료법에 의존하고 나서부터 질병이 더 진행된다는 점이다. 고통 등 증상의 악화는 물론 질병 자체가 더 진행되고 후유증과 합병증 발생 강도가 더 커진다. 그렇기에 의료 기술을 맘낀하는 현대인일수록 암, 뇌혈관 질환, 심장병, 당뇨병 등으로 사망하고 있는 것이 지금의 현실이다.

병은 저절로 치유된다, 낫기 위해 애쓰지 마라

일반적으로 병에 걸리면 무언가 해야 한다는 생각에 사로잡힌다. 특히 중한 병인 경우, 집안이 감당하기 어려울 정도의 비용도 마다 않고 지불해가면서 특별한 치료에 매달린다. 유명한 병원이 어디 있나 두리번거리고 경제적 여유가 있는 집안은 해외로 날아가기도 한다. 결과가 좋으면 그나마 다행이지만 안타깝게도 대부분 돈은 돈대로 날리고 건강은 더 악화된다. 의료 기술이 발전해도, 의료비가 증가해도 마찬가지다. 왜 그런가?

나는 그 이유가 치유 원리를 이해하지 못하고 무작정 덤비기 때문이라고 생각한다. 치유에 이르는 길은 그리 특별하지 않다. 치유의 길은 평범하고 보편적인 길이다. 그런데도 특별한 치료법에 매달린 나머지 나을 수 있는 길을 보지 못하고 기회를 놓친 결과다. 특별한 치료법에만 매달린 대가 아닌 대가다.

간혹 말기 암 환자가 완치되었다는 반가운 소식을 접한다. 그들을 암에서 완전히 벗어나게 해준 것은 우리가 잘 알고 있는 항암 치료법이 아니다.

또 한 가지 기억해야 할 것이 있다. 특정 질병에 대한 특정 치유 원리는 존재하지 않는다. 암 치료에 항암제, 결핵 치료에 결핵약, 아토피 치료에 아토피 치료법이 각각 따로 있는 것이 아니다. 치유 원리는 특정 질병에만 적용되는 것이 아니다. 모든 질병, 모든 사람에게 해당된다. 치유 원리는 단 하나이고, 치유 요소는 공통적이다. 다만 질병에 따라, 사람에 따라 치유 요소의 비중이 다를 뿐이다.

이제부터 어떻게 해야 병(암)이 낫는지 그 원리를 살펴볼 것이다. 이 치유 원리를 이해하고 올바로 받아들인다면 어떤 질병이든, 어떤 환자이든 치유로 이끌 수 있는 지혜를 얻을 것이다.

그렇다면 병은 어떻게 나을까? 찢어진 살이 어떻게 아물고, 부러진 뼈는 어떻게 붙을까? 이상 증식하는 암세포나 병원균이 몸 속에서 증식하여 생긴 감염 질환은 어떻게 제어되고 몸이 회복될까? 약일까, 수술일까? 결론부터 말하자면, 전혀 그렇지 않다. 예를 들어보자.

살이 찢어졌으면 어떻게 할 것인가? 병원에 가서 꿰매야 한다고? 그럼 찢어진 소가죽 가방이나 토막 낸 삼겹살을 잘 꿰매놓으면 다시 붙을 거라고 생각하는가? 물론 아니라고 대답할 것이다. 찢어진 소가죽 가방이나 삼겹살은 아무리 잘 꿰매도 붙지 않지만, 살아 있는 생명체의 피부는 꿰매는 것과 상관없이 서로 붙어 아문다. 당뇨병 등 심각한 상태가 아니라면 큰 어려움 없이 살은 아문다. 왜 그런가?

또 뼈가 부러졌을 땐 병원에 가서 석고붕대를 해야 뼈가 붙는다고 여긴다. 정말 그럴까? 그렇다면 어제 먹다 버린 닭의 뼈를 석고붕대로 감아놓으면 붙을까? 말도 안 된다고 여길 것이다. 살아 있는 사람의 뼈는 붙지만, 미라의 뼈는 붙지 않는다. 왜 그럴까?

이런 차이가 나는 것은 바로 '생명'이다. 생명이 있느냐 없느냐에 따라 찢어진 살이 붙고 안 붙고, 뼈가 붙고 안 붙고가 결정된다. 치유를 결정하는 것은 내 몸의 생명력이다. 살아 있는 생명체에는 피부를 아물게 하는 힘, 뼈를 붙게 만드는 힘, 감기 바이러스를 이기는 힘, 암세포 발생을 억제하고 제어하는 힘이 있다. 이 힘이 치유하는 힘, 바로 치유력이다.

이 힘은 생명을 부여받으면서 함께 갖게 된 힘이다. 이 힘은 누가 주는 것도 아니요, 외부에서 만들어낼 수 있는 것도 아니다. 외부에서 누군가 스위치를 올려 작동시킬 수 있는 것도 아니다. 스스로 생성되어 저절로 작동한다. 우리는 이 힘을 자연치유력이라고 말한다. 이 힘은 살아 있는 생명체에만 있다. 죽은 시체에는 이 힘이 없다. 따라서 아무리 좋은 약을 바르고 먹여도, 아무리 정교하게 꿰매고 붙여주어도 죽은 시체의 살과 뼈는 붙지 않는다.

그렇기에 치유는 스스로, 저절로, 자연적으로 이루어진다고 나는 말한다. 치유는 상처를 꿰매거나 부목을 대는 것과 상관없이 내 몸이 스스로 알아서 저절로 한다. 그래서 '스스로 치유'다. 때문에 병이 낫는다는 의미의 한자는 치료가 아니라 스스로 자(自), 그럴 연(然)자를 붙여 '자연치유(自然治癒)'다. 그리고 질병을 치유하는 힘을 '자연치유력'이라고 한다. '스스로' 치유는 기술로 하는 것이 아니다. 치유는 내 몸속에 존재하는 치유하는 힘(자연치유력)이 스스로 상황을 판단하여 처방을 내리고 저절로 작동하여 이루어진다. 내 몸이 스스로 알아서 치유하므로 자연치유 과정에는 별다른 부작용도, 한 치의 오차도 없다. 살이 찢어졌으면 지혈시키고 살을 차오르게 하고, 감기 바이러스가 들어오면 열을 내서 면역을 강화시키는 이 일은 그 누구도 시킨 적이 없다. 내 몸이 스스로 알아서 한다. 그래서 히포크라테스는 내 몸 안의 의사를 말한 것이다.

백번 양보해서 상처를 꿰매야 하고, 부목을 대야 한다고 치자! 그렇게 했으니까 술 마시고 고기와 인스턴트식품으로 배 채우고 과로하고 상처를 더럽혀도 살이 아물고 붙을 거라고 믿는가? 붙는 것은 고사하고 덧나고 곪지 않으면 다행이다. 왜 그럴까? 그 이유는 내 몸 안의 의사가 일하려는 것을 방해했기 때문이다.

그런데 사람들은 내 몸 안의 의사를 들여다보지 않고 병원의 의사를 찾는다. 치유는 그 어떤 전문가도 대신할 수 없는데 말이다. 왜 이런 착각을 할까? 살이 찢어지면 많은 사람들이 병원을 찾아가 꿰맨다. 그러면 대부분 아문다. 바로 이런 습관과 태도로 인해 벌어진 살을 차오르게 하고 붙게 하는 역할이 꿰매는 것이라고 믿어버린다. 그러나 이는 큰 착각이다. 상처를 꿰매는 것은 살을 차오르게 하는 일과 직접적인 연관이 없다. 다만 서로 맞붙게 해줌으로써 살이 차오르는 속도를 빠르게 해주는 역할을 한다. 상처가 아물고 살이 차오르게 하는 힘(생명력, 자연치유력)이 없다면 아무리 꿰매도 붙지 않는다.

아직 자연치유, 자연치유력에 대해 실감이 잘 안 날지 모르겠다. 병에 걸리면 병원에 가야 하고, 병을 낫게 하는 것은 약이요, 의료인이라고 너무 오랫동안 교육받았기 때문이다. 이제부터 질병에 대한 두려움, 치유에 대한 불안감을 한꺼번에 날려버릴 자연치유의 길로 본격적으로 떠나보자.

치료받을 것인가, 치유할 것인가?

　환자나 의사들이 질병을 다스리는 데 있어 가장 크게 착각하는 것 중 하나가 치료와 치유를 혼동하고 혼용하는 것이다. 흔히 사람들은 병에 걸렸을 때 의사나 전문가에게 치료받으면 나을 것이라 생각한다. 그래서 의사가 빼먹지 말라며 처방해준 약을 깜박 거르기라도 하면 무슨 큰일이라도 난 것처럼 야단이다. 반면에 내가 '금식하세요!', '현미식하세요!'라고 건네는 말은 처방으로 생각하지 않는다. 치유에 이르려면 매우 전문적이고 복잡한 과정을 거쳐야 한다고 여긴다. 당연히 자기 몸이 스스로 치유한다는 생각은 꿈도 꾸지 못한다.

　치료란 풀어 쓰면 '고치다'라는 의미다. 타인(의사, 한의사, 기타 전문가)에 의한 행위, 즉 약, 수술, 방사선을 필두로 한약, 침, 뜸 등이 여기에 해당한다. 그러고 보니 이런 치료를 아무나 하는 것은 무리가 따른다. 약 부작용, 수술 부작용, 검사 부작용, 처치 부작용 등이 늘 뒤따를 수 있으므로 아무래도 기술과 전문 지식이 필요하다. 면허증 없는 사람이 공짜로 해주어도 원칙적으로 불법이라 할 정도이니, 당연히 치료는 의료인 또는 전문가가 해야 하는 게 타당해 보인다.

그런데 의료 전문가나 자연요법가에게 치료받으면 병이 나을까? 그러면 정말 좋겠다. 명의를 고용할 돈만 있으면 다 치료될 테니 말이다. 그런데 애석하게도 진시황이나 스티브 잡스 역시 최고의 주치의를 두고 있었겠지만 일찍 세상을 떴다. 왜? 치료로는 병을 낫게 하는 게 아니기 때문이다. 치료는 대개 증상 위주의 대증요법을 뜻한다. 약으로 열을 내리거나 침과 뜸으로 통증 또는 그 밖의 증상을 가라앉히거나 수술로 꿰매거나 암 덩어리나 염증 부위를 제거하는 방식이다.

손바닥으로 가린다고 하늘이 없어진 게 아니듯, 증상이나 증후를 일시적으로 없앴다고 질병 자체가 없어진 건 아니다. 예를 들어 고혈당이나 고혈압을 약으로 다스렸다 해서 당뇨병과 고혈압이 치료된 것인가? 암 덩어리를 잘라내거나 항암제나 방사선으로 제거했다고 암이 완치된 것인가? 심한 빈혈 환자에게 수혈한다고 해서 빈혈이 치료된 것인가? 감기 환자의 열을 해열제로 떨어뜨리면 감기 바이러스는 사라진 것일까? 침뜸 덕분에 상처 부위의 통증이 완화되었다고 바로 이전처럼 몸을 무리하게 사용해도 괜찮을까? 당연히 아니다. 치료를 받고 증상을 가라앉힌 뒤에 옛 생활 그대로 지낸다면 다시 도진다. 아니, 시간이 흐르면 다시 원상태가 되거나 오히려 더 심한 상태에 놓이게 된다. 혈당과 혈압은 오르고 암은 더 번질 때가 많다. 왜? 치료로는 질병의 원인을 잡을 수 없기 때문이다.

또한 치료로는 우리 몸의 자연치유력을 회복시킬 수 없다. 꿰매도 찢어진 살을 차오르게 할 수 없고, 부목을 대도 부러진 뼈를 붙일 수 없다.

수술은 우리 몸에 큰 위해를 끼치는 방법

치유를 풀어 쓰면 '병이 낫다'라는 뜻이다. 병이 나으려면 우리 몸이 그 병을 이겨낼 수 있는 상태에 도달해야 한다(치유). 그 병을 다스릴 수 있는 힘을 유지할 때 더 이상 재발하지 않는다(완치). 이겨낼 수 있는 힘, 다스릴 수 있는 힘은 어떻게 얻는가? 약이나 수술을 통해서? 당연히 아니다. 그 힘은 이미 우리 몸 안에 있다. 다만 질병의 원인이 그 힘을 억누르고 있어 제 능력을 발휘하지 못하고 있을 뿐이다. 따라서 그 원인을 제거하면 우리 몸은 다시 치유 능력을 회복하여 스스로 질병을 치유한다. 간단히 말해, 치유란 질병의 근본 원인이 제거된 상태를 뜻한다. 앞으로 계속 살펴보겠지만 백날 치료만 해봐야 질병에서 벗어날 수 없다. 오히려 질병을 키울 때가 많다. 질병의 원인을 그대로 놓아둔 채 치료하기 때문이다.

물론 재발하지 않는 치료법도 있다. 맹장, 자궁, 난소, 갑상선 등을 아예 들어내는 수술이 바로 그것이다. 장기가 몸에 남아 있지 않으니 당연히 그 장기에서 생길 병은 없어졌다고 할 수 있다. 그러나 이 경우에도 그 장기에서 생길 수 있는 문제점은 줄었지만 또 다른 더 큰 문제로 불똥이 튄다. 맹장염 등으로 복부 수술 뒤 장 유착이 발생하거나, 난소나 갑상선 제거 뒤 호르몬의 불균형으로 또 다른 약을 평생 복용해야 하는 일이 생긴다. 폐경 여성에게 아무 기능이 없을 것이라고 믿었던 의사들은 한때 자궁에 조금만 이상이 있어도 모두 떼어내는 데 앞장섰다. 그러나 지금은 요실금이나 심리적 위축 등의 문제가 대두되면서 자궁절제술이 매우 신중해졌다.

백보 천보 양보해서 수술이 중요한 치료법이라고 치자! 그렇다면 같은 질병을 앓고 있는 거의 모든 환자에게 그 방법이 쓰여야 한다. 하지만 현실은 그렇지 못하다. 예를 들어 혈당이 잘 조절되지 않는 당뇨병 환자, 고령의 허약한 환자, 백혈병 등 면역력이 떨어진 환자는 대개 수술 대상에서 빠진다. 같은 암이라도 말기 암 환자의 수술은 하지 않는다. 왜?

피부를 꿰매는 봉합술 과정에서 가끔 쇼크를 일으키는 경우도 있으니 하물며 전신마취에 의한 수술은 우리 몸에 엄청난 스트레스다. 따라서 이런 스트레스를 이기고 수술 결과가 좋아지려면 우리 몸에 충분한 자연치유력이 존재해야 한다. 당뇨병 환자의 살은 잘 아물지 않는다. 왜냐면 살을 아물게 하는 자연치유력이 훼손되었기 때문이다. 그런 환자에게 수술은 더 큰 화를 자초

한다는 걸 의사도 알기 때문에 혈당 조절이 될 때까지 수술을 미루는 것이다. 따라서 자연치유력이 떨어진 경우 의사들은 수술을 꺼린다. 당연한 이야기겠지만, 수술로 면역력이 높아지지 않기 때문이다. 오히려 면역력을 떨어뜨릴 뿐이다. 따라서 비록 떼어내고 싶은 커다란 암 덩어리가 눈에 보여도 말기 암 환자에게 커다란 스트레스를 주는 수술을 할 수 없다.

그런데 아이러니하게 수술, 항암제, 방사선 치료조차 시행할 수 없을 정도로 의사들이 포기한 말기 암 환자는 지금도 멀쩡하다. 왜? 그런 치료법 대신 근본적인 치유법을 택했기 때문이다.

여러분의 선택에 따라 운명은 달라진다. 영안실을 떠올려보라! 그들은 거의 대부분 열심히 치료를 받아왔다. 돈도 아끼지 않았다. 하지만 그토록 없애길 바랐던 그 질병으로 또는 그 치료만을 고집하여 덤으로 얻은 다른 질병 때문에 이 세상과 이별했다. 이 책을 읽은 분들은 이런 운명이 아니길 간절히 바란다.

모든 질병을 치유하는 힘은 분명 있다!

이제 치유에서 가장 근본적이고 절대적인 역할을 하는 자연치유력에 대해 좀 더 살펴보자. 자연치유력, 그 이름 속에 무궁무진한 힘이 있음을 살펴보자!

흔히 대다수 사람들은 약 그 자체에 의한 효과가 치유로 이끈다고 이해한다. 그러나 하나만 알고 둘, 셋, 그 이상은 모르는 소리다. 약물의 치료 효과를 얻으려면 자연치유력이 밑바탕이 되어야 한다. 복용한 약물이 효과를 보려면 이를 소화하고 흡수한 뒤 혈관 속으로 끌어당겨 혈류를 통해 감염 현장에 도달해야 한다.

그런데 이처럼 소화하고 흡수하고 분해하는 능력이나 원활한 피 흐름이 전제되지 않는다면 치료 효과는 나타나지 않는다. 또 약물을 분해하고 해독하고 배출하는 기능을 우리 몸에 지니고 있기에 부작용을 최소화하고 효과를 얻을 수 있다. 하지만 약물을 분해하고 배출하는 해독 능력이 없다면 이 성분은 몸에 축적되면서 독으로 작용하여 매우 심각한 지경에 이른다. 이처럼 약물을 흡수, 운반, 분해하고 분해 산물을 운반, 배출하는 해독 능력 역시 치유의 한 과정이며 자연치유력의 일부다. 약뿐 아니라, 건강식품도 같은 원리가 작동해야 효과를 보인다. 침이나 뜸도 다르지 않다. 침이나 뜸은 신경계나 기의 흐름 또는 혈류의 변화를 통해 그 효과가 전달된다. 이러한 신경계, 기, 혈류의 흐름 등 자연치유력이 우리 몸에서 작동하고 있어야만 치료 효과가 나타난다.

수술이나 의학적 처치 효과 역시 마찬가지다. 상처를 잘라내고 꿰매고 부목을 대야 한다고 치자! 그래도 살을 아물게 하는 힘은 수술이나 의학적 처치에는 없다. 살과 뼈를 아물게 하는 것은 결국 우리 몸 자체의 능력이다. 만약 이 능력이 어떤 이유로든 약해졌다면 잘 아물지 않는다. 대표적인 예가 바로 오래 진행된 당뇨병 환자들이다. 이들의 경우, 작은 상처라도 입으면 쉽게 아물지 않고 오히려 점점 더 썩어갈 확률이 높다.

자연치유력의 토대 위에 서 있을 때만 치료 효과가 나타난다. 자연치유력의 이런 역할을 얼마나 깊이 이해하고 있는지 모르겠지만, 그와 상관없이 모든 의사들 역시 수술을 하거나 보약을 먹을 땐 고기, 술·담배 등을 멀리하라고 충고한다. 다시 말해 자연치유력을 방해하지 말라고 말한 것이다. 자신도 모르게 자연치유력이 중요하다는 점을 시인하고 있는 것이다. 다만 공식적으로 인정하지 않을 뿐이다.

우리 몸에 존재하는 자연치유력이 암도 예방하고 치유해

감기와 같은 감염성 질환을 치유하는 면역력에 대해선 잘 알고 있는 반면, 암을 치유하는 면역력에 대해선 최근에 들어서야 조금씩 밝혀지고 있다. 우리가 암에 걸리지 않은 주된 이유는 결코 우리가 잘해서가 아니다.

흔히들 건강한 사람에겐 암세포가 없는 줄 안다. 아니다. 암 환자처럼 매우 빠르고 기하급수적으로 증가하지 않을 뿐이지 살아 있는 모든 생명체에는 암세포가 생긴다. 왜냐하면 우리가 끊임없이 암 발생을 부추기며 살고 있기 때문이다. 나쁜 음식, 도시환경, 게으름과 과로 그리고 스트레스는 정상적인 세포를 암세포로 변질시키는 요인이다. 그 결과, 자연치유력은 고달파지고 힘에 부쳐 암세포의 발생을 막지 못한다. 어린아이들에게도 암세포는 만들어진다. 그러나 건강한 사람은 암으로 진행되지 않는다. 그 이유는 암세포로 변질되지 않도록 하는 힘과 암세포를 탐지해서 제거하는 힘, 즉 암을 다스리는 충분한 힘(자연치유력), 끊임없이 생겨나는 암세포를 제거하는 힘을 본래 갖고 있기 때문이다. 지금까지 밝혀진 것을 간단히 살펴보자.

매일 유전자 변질이 일어나긴 하지만 우리에겐 본능적으로(우리 몸 스스로) 회복시키는 능력이 있기 때문에 유전자 변질이 쉽게 자리 잡지 않는다. 손상된 유전자들을 수리하여 복구시키는 물질(DNA, Repair Enzyme)이 그 역할을 한다.

　회복이 힘들 정도로 유전자가 손상되면 그 세포는 죽는 방법을 택한다. 왜냐하면 정상으로 회복되지 못하고 살아남으면 결국 암세포로 변해 우리 몸을 해치게 된다는 것을 알고 있기에 그 전에 죽음을 택하는 것이다. 이러한 세포의 죽음은 이미 세포 속에 있는 세포 자살 프로그램을 담은 유전자에 의해 실행된다.

　그런데 어떤 이유로든 이 실행 기능이 작동하지 않으면 그 세포는 죽지 못하기 때문에 할 수 없이 암 발생을 유도했던 나쁜 유전자 환경 조건에 적응하기 위해 변질되면서 결국 암세포로 발전한다. 이때 세포 속의 여러 항암 물질이 암세포를 탐지, 제거한다. 정상적인 세포에는 항암인자(P53)가 있고, 또 암세포와 싸우는 T-임파구나 NK(자연 살상)-세포 속에 암세포를 죽이는 여러 가지 물질들을 생산하는 능력을 보유하고 있어 암으로 발전되지 않게 만든다. 더 나아가 이미 미세한 암 덩어리가 생겨 있더라도 우리가 먹는 일상적인 건강 음식(다시마나 미역 등에는 신생 혈관 물질이 들어 있다)의 도움으로 신생 혈관 생성을 쉽게 허락하지 않아 대부분 암으로 발전되지 않는다.

　이처럼 생명은 2중 3중의 방어벽을 갖추어 스스로 병을 예방하고 치유한다. 살아 있다는 것 자체가 치유하는 힘이 있다는 말과 같다. 그렇기에 자연치유력이 완전히 고갈되기 직전에 놓이지 않은 보통의 사람이라면 그 어떤 질병도 치유된다고 감히 나는 말한다.

　자연치유력이란 단순히 면역력만을 나타내는 말이 아니다. 물론 면역력이 가장 중요한 요인 중 하나이지만, 면역력이 제대로 활동하기 위해선 소화 기관, 심혈관 기관, 해독 기관(간, 신장, 피부 등), 신경 호르몬 등 모든 신체의 기능과 거의 모든 세포가 힘을 보태야 치유가 가능하다. 살아 있기 위해선 피가 돌고 호르몬이 운반되고 음식을 소화시키고 근육이 움직이고 이상 물질을 해독하고 분해 산물과 과잉 물질을 배출해야 한다. 이 모든 생명 현상이 바로 자연치유력이다. 이러한 기능이 일정 수준 이상 지속되어야 생명이 유지된다. 이런 자연치유력이 방해받지 않고 끊이지 않는다면 생명 현상은 별 무리 없이 돌아가고 결국 병을 이겨낸다. 만약 이들 중 어느 하나가 심각한 장애를 입었다면 생명 유지 자체가 어려워지는 경우가 많다. 신부전 또는 간부전으로 신장이나 간이 망가진 경우, 치유는커녕 생명 유지만으로 급급해진다. 위장 기능이 약한 사람은 늘 허약하고 소극적인 상태로 지낼 수밖에 없다.

　따라서 완전한 치유에 도달하려면 신체 기능 전체를 살펴야 한다. 자연치유력이라는 숲과 각각의 기능이라는 나무 모두를 이해해야 한다.

증상과 증후를 기꺼이 받아들여라!

한때 의사들에게 열은 빨리 떨어뜨려야 할 증상으로 여겨졌다. 이제는 의사들도 아주 고열이 아닌 경우에는 인위적으로 내리지 말 것을 교육하고 있지만 여전히 일선에선 해열제가 기본적으로 쓰인다. 하지만 열은 우리 몸속에 들어온 병원균이나 암의 세력을 약화시키려는 우리 몸의 정상적인 활동이다. 열을 냄으로써 병원균의 활동을 약화시키고 면역 응원군의 파견을 요청하는 메시지다. 심지어 혈압이 오르는 것 역시 동맥경화 등으로 말초세포로 향하는 혈류 공급이 원활하지 않을 때 우리 몸이 선택한 조치다.

이처럼 모든 증상과 증후는 일시적으로 우리 몸을 불편하게 만들지만 악조건 속에서 살아남기 위해 우리 몸이 선택한 필요한 조치다. 물론 이러한 증상이나 증후가 지속된다면 또 다른 더 큰 문제로 넘어가기 때문에 의사들은 여기에 초점을 맞추어 없애려고 덤빈다. 하지만 이런 증상이나 증후는 악 조건의 결과이지 원인(악조건)은 아니다. 동맥경화증을 극복하기 위해 혈압이 올라가는 것이고, 몸 안에서 바이러스가 증식하기 때문에 열을 올려 막고자 하는 것이다. 더 따지고 들어가면 동맥경화증은 지방 과다 식사나 혈당을 빠르게 올리는 정제 식품 그리고 활동 부족에 의한 결과이며, 감기 바이러스는 면역력이 떨어지는 생활의 결과다. 따라서 무조건 증상과 증후만 제거하려는 태도는 더 큰 심각한 문제를 초래한다. 우리 몸 안에 존재하는 의사의 활동을 방해하고 더 힘들게 만드는 이적 행위이기 때문이다.

물론 고열에 의한 열경련이나 청신경 장애 또는 과도한 통증처럼 지나친 반응도 있다. 이런 경우 적절히 증상을 완화시켜 후유증을 줄여야겠지만, 이런 지나친 증상은 그에 비례해서 자기 몸에 좀 더 세심한 관심이 필요했었다는 것을 보여주는 현상으로 받아들이는 게 옳다. 또한 이렇게 이해하는 것만으로도 긍정의 힘이 작용하여 치유에 도움을 준다.

이처럼 증상과 증후는 우리 몸을 고달프게 만들기도 하지만, 반드시 필요한 우리 몸의 반응이다. 예를 들어 수술이나 기형 등으로 한쪽 신장의 기능이 없어지면 이를 보완하기 위해 나머지 한쪽 신장은 비대해진다. 심장판막 이상이나 고혈압에서 나타나는 심장비대 현상도 마찬가지다. 하반신 마비 환자가 삶을 포기하지 않고 움직이려 할 때 상체 근육이 발달하는 것도 또 다른 예다. 이처럼 우리 몸은 어느 한 부분이 취약해지면 또 다른 쪽이나 그와 비슷한 기관이 발달한다. 이 역시 우리 몸 안의 의사가 벌이는 능동적 활동(자연치유력)이다. 따라서 우리가 할 일은 살아 있는 동안 자연치유력이 망가지지 않도록 우리 몸 안의 의사의 힘을 덜어주고 응원하는 일이다.

죽은 세포의 기능까지 대신하는 자연치유력

피부나 간 등 일부 장기는 부분적으로 소실되면 재생하는 능력이 있어 거의 원상태로 복구된다. 반면에 뇌세포와 같은 중추신경계는 한번 파괴되면 복구되지 않는다. 때문에 세포의 기능이 완전히 소실되기 전에 예방하고 빨리 회복시키는 것이 무엇보다 중요하다.

우리 몸은 이렇게 파괴된 경우에도 그 세포의 기능을 대신하거나 보완하려고 한다. 이가 없으면 잇몸으로 씹어 먹을 수 있는 것처럼 말이다. 예를 들어 뇌졸중으로 오른쪽 대뇌세포가 괴사되어 기능이 소실되면 왼쪽 팔다리를 움직이기 어려운 편마비가 온다. 이런 경우 환자에게 집중할 수 있는 형편이 못 됐던 과거에는 대부분 포기하고 체념한 상태로 살 때가 많았고, 또 그것을 당연하게 받아들였다. 그러나 지금은 환자 스스로 초기부터 적극적으로 움직이기 위해 노력하고, 보호자나 간병인 등 의료 인력의 도움을 받아 거의 완벽하게 회복되는 사례가 종종 있다. 어떻게 이런 일이 가능할까? 뇌세포가 회복되었기 때문일까? 그렇지 않다. 한번 괴사된 뇌세포는 재생되지 않는다. 다만 괴사된 부위를 끊임없이 자극하면 비록 그 세포는 자극에 반응을 보일 수 없지만, 주변 세포가 대신해서 반응하려 한다. 이러한 변화가 점점 커지면 괴사된 세포의 기능을 주변 세포가 거의 완전히 대신하는 상태까지 이르고 결국 예전과 비슷하게 걷고 팔을 움직일 수 있다. 이처럼 움직이려는 강한 의지와 끊임없는 자극을 통해 괴사된 세포를 되살려낼 수는 없지만 그 기능은 충분히 되살릴 수 있다.

이런 예는 아주 다양하다. 췌장 기능을 상실한 인슐린 의존형 당뇨병 환자나 갑상선암 또는 난소암 등으로 갑상선 혹은 난소를 통째로 제거한 환자에게서도 약에 대한 의존 없이 건강하게 사는 경우를 종종 본다. 갑상선암 수술을 받은 뒤 평생 약을 먹어야 할 거라 믿었던 환자는 포도 단식과 건강한 삶으로 변화를 준 뒤 갑상선 호르몬 약을 멀리한 채 잘 살고 있다.

약에 의존하지 않는 진정한 치유는 그리 멀리 있지 않다. 포기하거나 체념하지 마라! 우리가 생각하는 이상으로 우리 몸의 자연치유력은 무궁무진하다. 그리고 누구나 원한다면 그 힘을 끄집어낼 수 있다.

왜 병에 걸리는 걸까?

자신 또는 가까운 사람이 병에 걸렸다는 소식을 접하면 안타까워하고 슬퍼한다. 죽음을 떠올리는 심각한 질병에 걸리면 하늘을 원망한다. "왜 나냐고, 왜 우리 식구냐고?" 그러나 진실을 말하면 당신과 당신 식구이기 때문에 걸린 것이다.

원인 없는 결과는 없다. 지금 당장 원인을 모른다고 원인이 없다는 것을 뜻하진 않는다. 원인을 파악하지 못했을 뿐이다. 결과가 있는 곳에 반드시 원인이 존재한다. 모든 세상 이치가 그렇다. 사람 간의 관계도 그렇고, 질병과 치유 역시 마찬가지다. 뿌린 대로 거둔다. 탓하자는 말이 아니다. 불난 집에 부채질하려는 것은 더더욱 아니다. 건강한 몸으로 돌아가려면 냉정해야 한다.

여러분은 질병을 어떻게 생각하는가? 괴로운 것, 불편한 것, 피하고 싶은 것, 빨리 벗어나고 싶은 것? 물론 그렇다. 분명 괴롭고 불편하여 빨리 벗어나고 싶은 심정은 누구나 똑같다. 여기까지는 보통 사람의 생각이다. 그러나 여기서 머문다면 보통 사람의 운명에 놓인다. 보통 사람의 운명이길 바라는가? 만약 그렇지 않다면 질병에 대한 생각을 바꾸어야 한다.

첫째, 질병은 스스로 선택한 삶의 결과, 그리고 자신을 사랑하지 않은 결과다.

둘째, 질병과 증상은 죽음으로 향하는 나를 돌려세우기 위한 내 몸 안의 처방이다. 따라서 질병을 기회이자 축복으로 여기고, 질병을 고마워하고 두려워하지 말아야 치유에 이른다.

셋째, 치유를 원한다면 질병의 원인을 뿌리 뽑아야 하고, 삶을 바꿔야 한다.

넷째, 아플 만큼 아파야 치유된다.

현재의 주류 의학에서는 질병 발생에 영향을 주는 요인을 다양하게 들고 있다. 그중 대표적인 몇 가지를 살펴보면 나이, 유전, 환절기 계절(감기나 아토피), 방사선(골육종), 자외선(피부암), 바이러스(간암, 림프종, 자궁암) 등이 있다. 그러나 이는 진정한 원인이 아니다. 예를 들어 간암의 주원인으로 알려진 B형 간염 보균자라고 해도 평생 아무 탈 없이 지내는 사람도 있다. 위암의 원인인 헬리코박터나 자궁암의 원인인 인유두종(人乳頭種) 바이러스가 발견되었다는 사실은 암 발생이 용이한 몸 상태에 가까워졌다는 증표이지, 원인은 아니다. 또한 뇌졸중의 원인으로 고혈압, 당뇨병, 고지혈증 등을 언급하지만, 이 역시 뇌졸중으로 가는 중간 단계인 선행 질환에 불과하다.

이제 의사들도 고혈압, 당뇨병, 고지혈증, 암 같은 만성 성인병을 생활 습관병이라고 부른다. 생활 태도가 어떠냐에 따라 질병 발생과 치유 여부가 결정된다는 사실을 깨닫기 시작한 것이다. 그만큼 생활 태도와 습관이 결정적이다.

질병 발생을 결정하는 요소는 바로 우리 자신

감기 바이러스가 감기의 원인이라고 하지만 환자와 직접 접촉하지 않아도 걸린다. 춥고 건조한 환절기에 과로 상태에서, 또는 멋 부리려고 얇게 입은 옷으로 밖에서 떨 때 감기에 걸린다. 반면 한여름철이라도 에어컨을 빵빵하게 틀면 감기에 쉽게 걸린다. 감기에 걸릴 수밖에 없게 생활할 때, 바로 감기에 걸린다. 늘 떠다니는 병원체는 아무 죄가 없다.

반대로 감염 환자와 접촉한다고 해서 병에 걸리는 것은 아니다. 병원균이 득실거리는 병원이나 환자와 함께 지내도 이겨낼 힘을 비축하고 건강한 생활을 하고 있다면 감기에 걸릴 확률은 '제로'다. 세균전처럼 매우 극단적이고 인위적인 경우를 제외하면 자연 상태에서 질병 발생을 결정하는 요소는 바로 우리 자신이다. 우리가 뿌리고 선택한 대로 결정된다. 그것은 부자나 가난한 자나 똑같다. 하늘은 공평하고 자연은 예외가 없다.

고혈압, 당뇨병, 암에 걸릴 수밖에 없게 살면 그런 병에 걸린다. 알고 했든 모르고 했든 환자는 질병이 찾아올 만한 생활을 함으로써 자기 몸에 질병을 불러들인 것이다. 이렇듯 현대를 살아가는 대다수 사람들은 모두 스스로 질병의 씨앗을 뿌리고 있다. 마치 누가 더 많이 뿌리는지 시합을 벌이는 것처럼. 식구들끼린 더 많이 나누어준다. 성적이 올랐다고 피자를, 승진했다고 한턱 쏜다. 몸에 나쁜 음식(육식, 피자, 음료수 등)을 권하고 술·담배를 강권한다. 외식, 고급 차, 고급 아파트, 고급 가전제품으로 과시하기 위해 우리 몸을 혹사시키며 자신과 자녀들을 내몬다. 건강을 해치는 그런 물질을 얻기 위해 몸을 혹사하는 아이러니한 사건이 매일 매 시간 일어난다. 바로 병을 만드는 삶이다. 그렇게 살아야 한다고 선전할뿐더러, 그걸 이루지 못한 사람은 낙오자로 여긴다. 그러니 질병에 걸리지 않고 배길 수가 있나. 자신을 소홀히 대하는데, 어찌 질병인들 그 몸을 귀히 여기겠는가?

간혹 골초인데도 폐암에 걸리지 않고 오래 살고, 조미료에 찍어 먹고 콜라에 밥 말아 먹고 살아도 당뇨병이나 비만이 생기지 않는 사람들이 있다. 그 이유는 한마디로 질병을 감당하는 힘(자연치유력)이 태어날 때부터 남다르기 때문이다. 조상으로부터 큰 자연치유력을 물려받은 복 받은 사람들이다. 그러나 자만하면 끝내 무너진다. 흡연에 육식 과다 섭취, 과로와 스트레스를 보탠다면 언젠가 자연치유력을 뛰어넘어 반드시 폐암, 아니면 다른 암 또는 다른 만성 질환에 걸린다.

즉, 치유하는 힘(자연치유력)과 치유를 방해하는 힘(질병 원인의 총합) 간의 균형이 역전될 때 질병이 생긴다. 이렇게 질병의 원인 못지않게 자연치유력 또한 중요하다. 질병 원인의 총합과 자연 치유력은 질병 발생 여부를 결정하는 두 축이다. 질병 원인의 총합보다 자연 치유력이 크면 건강인이고, 질병 원인의 총합이 자연 치유력보다 크면 환자인 것이다.

이렇듯 질병은 자신이 선택한 삶의 결과이며, 자신을 사랑하지 않은 결과이다. 환절기 날씨가 감기의 요인이라고 한발 양보해도 한국에 사는 이상 날씨를 바꿀 순 없다. 치유를 원하지 않는다면 모르겠지만, 진정 치유를 원한다면 타인이나 다른 외부 탓을 하는 것은 아무 소용 없다. 진정으로 치유를 원한다면 삶에 변화를 주어 질병의 뿌리를 제거하라.

병원과 의사에게 의지할수록 병은 깊어간다

　간혹 들어갈 땐 제 발로 멀쩡하게 병원 안으로 걸어 들어갔는데 죽어서 들것에 실려 나왔다는 가십거리 뉴스를 접하면 씁쓸해진다. 분명 수술도 잘되었고 치료도 잘되었다는데, 그 환자는 더 이상 이 세상 사람이 아니다. 보호자 입장에선 그야말로 황당하기 짝이 없다. 의료진의 실수였을까? 거의 대부분 그렇지 않다. 의사라서 의사 편을 드는 것이 아니다. 아무리 돈을 밝히는 의사라 해도 환자의 목숨을 가지고 장난치는 경우는 거의 없다. 왜냐하면 잘못되었을 경우 자신도 다치거나 곤욕을 치러야 하기 때문이다.

　오히려 그런 후환이 두려워 소신 진료를 포기하고 지나치게 방어 진료를 하지 않으면 다행이다. 나 역시 사람 목숨에 대한 부담감 때문에 늘 방어 진료를 염두에 두었다. 따라서 수혈할 때 실수로 혈액형이 바뀌는 황당한 사건들을 제외하면 의료진의 명

백한 실수는 많지 않다고 보는 것이 합리적이다.

그렇다면 왜 누구도 원치 않는, 이런 황당한 사건이 일어나는가? 엄밀히 말하면 황당한 일이 아니다. 애석하지만 이미 예견된 일이다. 의사는 치료만 할 줄 알지, 치유에 대해서는 잘 모른다. 암 덩어리를 제거하는 데 최고 권위자는 의사들이지만 암이 생기는 원인이나 암을 이겨내는 방법에 대해서는 거의 무지하다. 수술, 항암제, 방사선 치료 기술은 전문가이지만, 그런 치료의 결과를 높이는 방법에는 무지하며 또한 잘못 알고 있는 경우가 대부분이다. 그러니 수술 뒤 몸보신을 위해 개고기를 먹으라고 거리낌 없이 권한다.

과거에 내가 배운 책의 내용들, 특히 치료와 관련된 내용은 대부분 수정되거나 뒤집어졌다. 마찬가지로 지금 의대생들이 공부한 내용은 얼마 지나지 않아 뒤집어질 것이다. 의사들이 내리는 처방에 어떤 부작용이 있는지, 왜 황당한 사건들이 생길 수밖에 없는지 살펴보자.

당뇨병 환자에게 보리밥을 먹으라고?

의사들은 당뇨병 환자에게 보리밥을 먹고 또 운동을 많이 하라고 권한다. 그리고 저혈당에 빠지면 사탕이나 꿀물을 먹으라고 주의를 준다. 그런데 이대로 따르면 당뇨병은 더 심해지거나 또 다른 문제에 직면한다. 현재 시중에 판매되는 보리는 거의 대부분 흰쌀처럼 도정되었다. 게다가 보리는 소화가 빨라 혈당이 빨리 오르고 배가 쉬 꺼져 또 다른 간식거리를 찾게 만든다. 또 운동을 많이 하면 좋을 줄 알지만 아니다. 운동이 지나칠수록 저혈당에 잘 빠진다. 그때마다 꿀물을 먹거나 다음 끼니때 밥을 더 먹어야 하고 그 결과 혈당은 더 오르고 그러면 다시 인슐린이나 혈당약 용량이 늘어나고 다시 저혈당에 빠지면 사탕이나 꿀물을 마시고……. 이런 악순환에 놓인 경우를 가끔 본다. 30년 이상 의사의 권유대로 테니스, 등산 등의 운동을 나름 열심히 해왔으나 신장과 눈 신경으로 합병증이 번져 이젠 거의 회복이 어려운 인슐린 의존형 당뇨병 환자가 생각난다. 그래도 치유가 불가능하진 않지만 이제는 의욕을 잃어버려 더 이상 해볼 도리가 없어 보이는 안타까운 환자였다. 자신은 의사의 말을 잘 들어왔고, 심지어 좋다는 자연요법도 다 해봤는데 지금 이 상황에 놓인 데 대한 분노와 원망이 깊다. 그래서 치유는 더 어렵다. 의사로서 참으로 안타깝고 미안하다.

갱년기 여성에게 양약의 보약이었던 호르몬 대체요법

10여 년 전쯤만 해도 폐경기(완경기) 여성에게 호르몬 대체요법은 의학계에서 보약으로 취급될 정도로 열렬히 환영받은 적이 있다. 완경기 여성 호르몬을 생산하는 한 제약 회사가 나누어준 홍보 책자에는 다음과 같은 이점을 강조하고 있다.

"에스트로겐 보충을 받은 여성은 그렇지 않은 여성에 비해 심혈관 발생 위험이 50%나 감소된다. 나쁜 콜레스테롤인 LDL콜레스테롤 수치는 감소시키고 좋은 콜레스테롤인 HDL콜레스테롤 수치는 증가시켜 동맥경화증 예방에 도움이 된다. 폐경 여성의 골다공증을 예방, 치료하고 엉덩이뼈 골절 위험을 50%까지 감소시키고, 치아 소실을 예방하고, 골다공증이 있어도 더 이상의 골 소실을 방지하고 골밀도를 증가시킨다. (중략) 대장암 예방 효과에 대한 사례들이 많이 보고되었다. 유방암 연관성은 아직 결론이 나지 않은 상태이며, 유방암 위험이 증가되지 않았다는 연구 보고가 많은 반면 약간 증가되었다는 보고도 있다. 따라서 호르몬 대체요법은 위험에 비해 이점이 훨씬 많은 치료법이다."

이렇게 좋은 약을 누가 마다하겠는가? 필자 역시 당연히 이들의 주장을 굳게 믿고, 내 어머니와 주변에 열심히 권한 적이 있다. 그런데 다행히도(그때는 불행이라고 여기며 아쉬워했지만) 약 부작용이 생겨 어머니는 드시지 못했다.

하지만 최근 신문과 방송에서 소개하는 연구 결과는 이와 정반대다. '복합 호르몬 요법, 유방암 위험 높아', '호르몬 대체요법, 난소암 위험 높아져', '호르몬 대체요법, 대장암 진단 지연시켜', '호르몬 요법, 초기에 심장마비 위험 급증', '호르몬 대체요법, 천식 유발 위험', '호르몬 대체요법, 치매 위험 2배'……. 급기야 에스트로겐이 발암 물질 명단에 추가되기에 이르렀다. 생존 가능성이 더 낮은 5cm 이상의 종양 유방암 환자가 1990년대 이후 급격한 증가세를 보이는데, 주원인 가운데 하나가 바로 호르몬 대체요법 때문이라는 보고도 있다. 몇 년 사이에 이렇게 완전히 뒤집어진 내용이 나올 수 있는지 정말 신기하다. 개발 당시에는 이런 예측을 못했을까?

《항암제로 살해당하다》

이 책은 "암 환자의 80%는 항암제와 방사선 요법 등으로 살해되고 있다"는 충격적인 고발서다. 책의 내용이 조금 과장되었을 수는 있다. 그러나 분명한 것은 항암제, 수술, 방사선 치료를 받아도 건강하게 평균 수명을 살 수 있는 지표인 암 생존율(5년 완치율이 아님)은 1~3%에 불과하다. 그래서 그랬을까? "항암제로는 암을 치료할 수 없다. 오히려 암을 키울 뿐이다! 항암제를 투여하는 화학요법은 무력하다!" 이 말은 세계를 대표하는 암 연구시설인 미국립암연구소(NCI) 소장이 미 의회에서 한 증언이다. 그런데 여전히 암 수술, 항암제 그리고 방사선에 모두들 몰려든다. 불나방처럼…….

혈압 강하제는 뇌경색 위험을 키운다

뇌졸중은 크게 뇌출혈과 뇌경색(허혈성 뇌졸중) 두 가지로 나눈다. 10년 전만 해도 60 : 40 정도로 뇌출혈이 조금 많았다. 그러나 지금은 뇌경색 80%, 뇌출혈 20%로 역전되었다. 매년 약 6만 명 이상의 뇌졸중 환자가 발생하고, 현재 약 20만 명 이상의 환자가 존재하고 있는 것으로 추정된다.

뇌졸중 예방의 핵심인 혈압약, 당뇨약, 심장약 그리고 아스피린(동맥경화 예방약)을 먹고 있는데도 줄기는커녕 왜 이렇게 뇌졸중 환자는 늘고 있을까? 황당하게 느껴지겠지만, 그런 약만 먹고 있었기에 증가하는 것이다. 약을 먹으면 예방될 것이라는 안일한 생각을 부추겨 실제 예방법인 자연치유적 삶으로의 변화를 등한시하도록 유도한 것이 주원인이다. 게다가 인위적으로 혈압을 떨어뜨리면 뇌출혈 발생은 줄겠지만 피 흐름이 약해지고 상처 난 부위에 찌꺼기가 더 잘 끼어 뇌경색이 늘어나는 것이다. 동맥경화증의 근본 원인을 제거하여 혈관을 넓힐 생각은 하지 않고 눈에 보이는 혈압만 떨어뜨린 어리석음의 결과가 뇌경색에 의한 중풍 발생을 증가시킨다.

골다공증 환자가 우유와 멸치를 먹으면 뼈가 더 약해진다

대다수 의사들이 골다공증 환자에게 약과 함께 우유나 멸치를 먹으라고 권한다. 그러나 이런 음식은 기존 상식과 달리 오히려 뼈를 약하게 만든다. 이는 간단히 확인할 수 있다. 우유 섭취량이 많은 나라 순으로 골다공증 발생 빈도가 가장 높다는 통계가 바로 그것이다. 동물성 단백질은 질소와 인을 다량 함유하고 있으며 분해되면 최종적으로 산성을 띠는 질소화합물과 인화합물을 생성한다. 이런 산성 물질을 중화하기 위해서는 알칼리 원소가 필요하다. 그래서 칼슘이 뼈에서 빠져나와 결과적으로 골다공증이 생긴다.

항생제 오·남용

한 언론 조사에 따르면, 가벼운 감기 증상에 대한 항생제 처방률은 약 48.9%로 두 명 중 한 명꼴이고, 이비인후과의 경우에는 무려 86.7%가 항생제를 처방한다는 충격적인 보고가 있었다. 이렇게 항생제의 오·남용은 내성균만 키워 다시 우리에게 해를 끼친다.

모든 의학적 검사(종합 검사 포함), 처치, 약, 수술, 방사선 치료는 늘 위험을 감수해야 한다. 자연스럽지 못한 인위적 행위이기 때문이다. 자연스러움은 자연의 일부인 우리 인간에게도 이롭다. 하지만 부자연스러운 인위적 행위들은 자연과 인간 모두에게 피해를 준다. 한약이나 한의학적 처치(침, 뜸 등) 역시 양의학에 비해 보다 상대적으로 덜 해롭다곤 해도 여전히 인위적인 개입이 존재하기에 종종 부작용을 보인다.

항콜레스테롤제(항고지혈증약)의 부작용

여러 종류의 고지혈증약이 있지만 그중 스타틴 제제는 HMG CoA환원제라는 효소를 틀어막아 콜레스테롤 생성을 억제한다. 그런데 이 효소가 막혀버리면 인체 내에서 에너지 생성, 유해 산소와 활성산호(free radical) 처리에 반드시 필요한 항산화제 코큐텐(CoEnzyme Q10)의 생성도 차단된다.

물론 그 위험을 감수할 만큼 효과를 본다면 어찌 마다하겠는가? 한데 실상은 그렇지 못하다. 병원 혜택이 늘어나는 만큼 약은 더 쓰이지만 환자는 줄지 않고 더 심각한 환자가 양산된다.

그렇다고 그 모든 책임이 전적으로 병원과 의사에게 있다고 말할 순 없다. 환자 스스로 택하지 않으면 되기 때문이다. 그러나 현재의 의료 시스템 속에서 병원과 의사는 독점적 지위를 갖고 있어 대중에 미치는 영향력과 파급력이 매우 막강하다. 또 대가를 받고 있기에 지금과 같이 약이나 수술을 우선시하는 병원과 의사에게 가장 큰 책임이 있다. "원래 인간은 병을 치료하는 힘을 갖추고 있다. 의사는 그 힘을 충분히 발휘할 수 있도록 도와주기만 하면 된다. 그러므로 환자 몸속의 의사를 *끄집어내라*"라고 외친 의학의 아버지 히포크라테스의 말을 외면하고 여전히 약과 수술에 의존하도록 이끈 책임에서 벗어날 수 없다.

이러한 현실 앞에서 내가 할 일은 별로 없어 보여, 7년 전 의사의 길을 포기했다. 병원 문을 닫고 숲으로 들어가 지인들의 도움을 받아 식구들끼리 직접 통나무 황토집을 짓고 텃밭과 곶감 농사를 지으며 7년이란 세월을 보냈다. 그런데 왜 나는 다시 병원으로 돌아왔는가? 의사의 권유를 무조건 신뢰하지 말라고, 병원에 의지하지 말라고, 스스로 자기 몸 안의 의사를 끄집어내라고 말하기 위해 나는 병원에 서 있다. 진정으로 치유를 원하는가? 그렇다면 병원과 의사를 멀리하라! 그리고 내 몸 안의 의사에 집중하라!

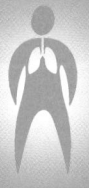

Part_2

만병을 다스리는 네 가지 보물

완전한 치유를 위한
세 가지 조건

암이라는 진단을 받는 순간 거의 모든 환자들, 그리고 가족들이 보여주는 모습은 참으로 안쓰럽다. 청천벽력이라도 맞은 듯 망연자실하고 머리가 하얗게 비어버린다. 검사가 잘못되었다며 부정하고 싶고, 원망과 분노하는 마음, 죽음에 대한 공포감, 절망 등으로 어찌할 바를 모르고 혼란스러워한다. 전혀 예상치 못한 일에 대한 충격으로 인해. 어쩌면 이 같은 혼란은 당연한 일인지도 모른다. 그러나 이런 혼란이 오래 지속될수록 부정하며 도망가고 싶었던 암의 심연으로 더 깊어진다.

암 선고 대신 건강하다는 말을 들었으면 얼마나 좋겠는가만, 암 진단을 받았다고 미리 낙담해서는 안 된다. 지나친 감정의 복받침이나 절망은 이성적 판단을 흐리게 만들어 남아 있는 길마저 보지 못하게 한다. 이리 쏠리고 저리 쏠리다가 결국 몸만 더 상하고 돈은 돈대로 낭비하고 더 큰 절망에 빠진다. 비록 충격적이고 혼란스럽겠지만 그럴수록 마음을 가다듬자.

질병으로부터 자유로워지고 완전한 치유를 얻으려면 세 가지 조건을 갖추어야 한다.

첫째, 소망, 희망, 믿음, 확신 등 긍정적인 마음을 지니는 것

둘째, 스스로 올바른 길을 찾는 것

셋째, 그 길을 제 발로 걸어가는 것

즉, 생각을 바꾸고 행동에 옮기면 치유된다.

이 세 가지 조건 중 하나라도 부족하면 치유에서 멀어진다. 특히 암 같은 중증 질환은 더욱더 그렇다.

첫 번째 조건 – 소망, 희망 그리고 확신

당연한 이야기겠지만, 치유에 이르려면 치유에 대한 소망을 잃지 말아야 하고 기가 꺾이지 말아야 한다. 무엇보다 반드시 나을 것이라는 희망과 굳은 확신이 중요한데, 아무리 강조해도 절대 지나치지 않다. 우리 몸은 그 사람의 생각에 따라 반응한다. 신 과일을 생각하면 침이 나오고 슬픈 일을 떠올리면 맘이 아리고 눈물이 난다. 나을 수 있다는 희망이 클수록 우리의 몸은 치유하는 쪽으로 움직이려 한다. 치유되리라는 확신을 키워갈수록 우리 몸 역시 치유를 당연한 것으로 받아들이려 한다. 플라세보(위약) 효과란 말이 있다. 가짜 약을 주어도 그 약이 낫게 해줄 것이라고 믿으면 증상이 가라앉는 현상이다. 과민성 대장 증후군

환자를 대상으로 한 연구에 의하면, 60% 이상까지 효과를 보았다고 한다.

그런데 이런 희망과 믿음을 키우기는커녕 우울, 원망, 불안, 이별과 죽음에 대한 공포와 두려움을 떨쳐내지 못한다면 우리 몸도 원치 않는 방향으로 나아간다. 실제로 암 환자가 아니었음에도 오진으로 암 말기 선고를 받은 뒤 실망과 절망 속에 빠져 몇 개월도 지나지 않아 이 세상을 뜬 황당한 일도 있었다. 그만큼 희망과 믿음은 중요하다. 잘 알다시피 우울하면 몸이 더 무겁고 더 아프다. 삶에 대한 포기와 절망감은 치료약이 있다고 믿는 결핵 같은 병으로도 죽는 결과를 종종 초래한다. 그래서 아직도 결핵은 사망 순위 10위 안팎이고, 이 중에는 삶을 포기한 노숙자가 상당수를 차지한다.

따라서 치유에 대한 희망과 믿음을 제쳐놓은 채 치유를 말하는 것은 모순에 가깝다. 생명체도 아닌 물에게조차 사랑한다고 말해주면 물의 분자 구조가 아름다운 결정체로 바뀐다. 하물며 감정의 동물인 우리 몸은 그보다 더 민감하게 반응한다. 낫기를 간절히 원하고 나을 것이라 믿고, 또 자신감에 차 있다면 우리 몸은 그런 쪽으로 반응한다.

그래서 상담하러 오는 환자나 가족에게 내가 들려주는 첫마디가 "완치에 대한 희망을 놓지 말고 나을 수 있다고 믿어야 한다"는 말이다. 말기 암인지 초기 암인지를 아는 것보다 더 중요한 것이 환자와 가족의 소망과 믿음이라는 점을 강조하고 또 강조한다. 나을 수 있다는 믿음을 가지면 의사가 포기한 말기 암 환자가 10년을 넘겨 살면서 2만 평 이상을 농사짓는 기적적인 일이 펼쳐진다. 당신에게도 그런 일이 일어날 수 있다. 암에 대한 두려움을 떨치고 희망의 노래를 부르면 힘겨워 쓰러져 있던 몸속의 자연치유력은 다시 힘을 낸다. 나을 순 없더라도 적어도 편안한 죽음을 맞게 도와준다. 암을 저주나 불행으로 보지 않고 인생의 새로운 장을 여는 소중한 기회로 바라보는 생각의 전환, 긍정적이고 밝은 마음, 그리고 미소와 웃음, 이것들이야말로 암에서 벗어나도록 이끈다. 그러니 희망을 넘어 확신을, 확신을 넘어 미소와 웃음꽃을 피우자!

두 번째 조건 – 치유로 안내하는 올바른 길로 떠나기

낫고자 하는 희망을 품지 않은 환자가 어디 있겠는가. 나을 거라는 믿음을 키우고 싶지 않은 환자, 확신을 갖고 싶지 않은 환자가 또 어디 있겠는가? 돈이 있든 없든 상관없이 이 세상 누구든 치유를 희망한다. 하지만 안타깝게도 희망만으로는 치유에 이르지 못한다. 희망과 긍정적 사고는 치유에 도움을 주지만, 치유 그 자체가 아니기 때문이다. 희망과 긍정이라는 요소만으로는 치유를 완결짓지 못한다. 분노, 절망, 포기만으로 사람을 죽일 순 있어도 희망, 웃음, 확신만으론 사람을 살리는 데 한계가 있다.

당연히 희망과 확신을 품어야 하지만 동시에 올바른 치유의 길을 걸어야 한다. 절벽으로 향하면서도 떨어지지 않을 거라고 최면을 걸든, 명상을 하든, 기도를 하든, 신앙에 매달리든 방향을 틀지 않는 이상 결국엔 절벽 아래로 떨어진다. 보약의 효과가 나타날 거라 믿는다고 독약이 보약이 되지 않는 것처럼, 믿음이 아무리 커도 죽음의 길로 향한다면 죽음에 이를 수밖에 없다. 가시덤불이 없는 치유의 길을 걸어가야 안전하게 치유에 이른다. 그 길은 질병의 원인과 발생 기전을 이해하고, 치유의 원리와 자연치유력을 높이는 길에 관해 제대로 이해하고 받아들이는 것이다. 치유는 오직 치유의 길로 들어설 때 누릴 수 있다. 이것이 치유의 법칙이다.

희망과 믿음은 치유를 위해 반드시 필요한 전제조건이지만, 치유를 완성시키는 충분조건은 아니다. 희망과 믿음을 키울 수 있는 원동력, 즉 올바른 치유의 길을 찾아가는 지혜를 얻어야 한다. 이것이야말로 희망과 믿음의 원천이며 완전한 치유를 향한 참다운 돌파구다. 올바른 길로 들어서면 당연히 병세는 눈에 띄게 호전될 것이고, 이를 통해 안도감도 커지고 치유 확신은 더욱 커진다. 희망이 커지고 확신이 커지면 치유 속도는 더 빨라진다. 희망과 믿음 그리고 올바른 길은 이처럼 서로에게 순기능을 하며 선순환한다.

올바른 길을 깨닫고 걸어가면서 희망을 놓지 않고 믿음을 키워갔음에도 사망에 이르는 경우가 전혀 없는 건 아니다. 그러나 자기 수명을 거의 다 살아온, 아주 고령이 아닌 경우를 제외하고는 그런 일이 드물다. 특히 암 진단 당시에는 누구나 치유 기회가 매우 많다. 문제는 대부분 엉뚱한 길에서 헤매느라 시간을 허비하고 결국 기회를 모두 날려버리는 것이다. 질병 앞에서 두려워 마라! 낫지 않을 것이라는 생각은 상상조차 하지 말고 염려하지 마라! 누구나 질병으로부터 떨쳐 일어날 기회는 있다. 암 환자와 같은 중증 질환자들에게 빈말로 단순히 위로의 말, 격려의 말을 전하려는 것이 아니다. 이것은 진실이다.

그래서 내 가족, 내 형제, 평소 알고 지내던 지인들, 그리고 상담하러 오는 사람이 중병에 걸렸거나 병원에 입원했다는 소식을 들어도 그리 놀라지 않는다. '당뇨병과 고혈압, 심지어 암도 병이 아니다'라는 생각을 하기에 '드디어 올 것이 왔구나!' 하고 담담하게 받아들인다. 심지어 그들이 앓고 있는 질병이 말기 암처럼 심각한 정도라도 별 관심이 없다.

그들에게 무관심해서가 아니다. 암이냐, 간 질환이냐, 신장 질환이냐에 상관없이 그들이 진실로 원한다면 완전히 회복되거나 자기 스스로 생활할 정도로 회복되는 길이 있음을 알고 있기 때문이다. 내가 걱정하는 것은 여전히 엉뚱한 곳에서 헤매다 가산만 탕진하고 고통이 지속되거나 더 심해지는 것이다. 끝내는 믿음이 사라져 희망을 잃고 쓸쓸히 죽음을 재촉할까 우려되고, 그것이 안타까울 뿐이다.

세 번째 조건 – 스스로 의사가 되어야 한다

올바른 길을 알고 있어도 그곳에 그냥 머무른다면 더 이상의 진전은 없다. 변화하고 벗어나려는 적극적인 의지를 발휘하기는커녕 '할 수 없다', '어쩔 수 없다', '안 된다'며 스스로 주저앉고 부정한다면 어느 누구도 대신해줄 수 없다. 자신이 생각한 대로 우리 몸 역시 그냥 주저앉으려 한다. 오십견으로 통증이 있어 움직이기 힘들더라도 스스로 조금씩 끊임없이 움직여야 몸이 부드러워지고 회복된다. 힘들면 쉬었다 가더라도 계속 움직여야(올바른 길) 다리에 힘이 붙어 마침내 자유롭게 걸을 수 있다. 아프다고 아예 안 움직이려 한다면 그 관절은 점점 굳어버려 더 이상 움직일 수 없게 된다. 현미밥이 좋은 줄 알면서도 먹지 않는다면 당뇨병의 치유는 요원하다. 신체 활동이 꼭 필요하다는 것을 알면서도 움직이려 하지 않는다면 비만과 당뇨병을 향해 점점 다가갈 수밖에 없다.

자신의 생명은 스스로 지키는 것이다. 무엇을 선택하든 자기 스스로 해야 한다. 병원이나 의료진을 선택하고, 자신의 가장 핵심적인 질병 원인을 찾아내 교정하고, 자신의 체질에 더 적합한 음식이나 활동 방법을 찾아내는 것 역시 스스로 해야 한다. 마음을 바꾸는 것도, 그 생각대로 움직이는 것도 자기 자신이다. 자기 증병과 증상에 대해 스스로 대처하고 다룰 줄 알 때 질병 치유는 성큼 다가선다.

치유를 위해
가장 먼저 해야 할 일

　우리 몸속에 스스로 저절로 치유하는 힘이 있다고 해서 건강관리를 소홀히 하며 아무렇게나 막 해도 된다는 말일까? 아니다. 스스로 치유하는 힘이 알아서 치유하지만 그 힘이 최대한 발휘될 수 있는 상황을 만들어주어야 치유는 빠르고 강력하게 일어난다. 최대의 효과를 내려면 치유 원리에 맞도록 합당한 순리에 따라야 한다.

　자연치유력을 높이려면 크게 세 가지 단계를 거친다.

　첫 번째 단계, 우리 몸이 스스로 한다. 따라서 몸이 요구하는 대로 내버려둬라.

　두 번째 단계, 우리 몸이 스스로 하는 일을 방해하지 않는다.

　세 번째 단계, 우리 몸이 스스로 하는 일을 돕는다.

　흔히 병에 걸린 우리는 무언가 해야 한다고 믿는다. 아무것도 하지 않고 있으면 불안하고 초조해진다. 또 옆에서 잘못하고 있다며 핀잔을 준다. 특히 자녀가 아플 때 병원이나 약은 물론 아무 것도 하지 않고 그냥 지켜보면서 돌보기만 할 때 아이를 잡는다며 혀를 차거나, 무책임하다며 비난하기도 한다. 하지만 그 비난이 내 자녀에게, 내 가족에게 어떤 결과를 초래하는지 살펴보자.

몸이 요구하는 대로 내버려둬라

감기에 걸리면 열이 나면서 자꾸 까라지고 기운이 없고 입안이 깔깔해진다. 이때 대부분은 억지로라도 잘 먹고 기력을 되찾으려 애쓴다. 하지만 안타깝게도 그럴수록 병은 더 깊어진다. 왜냐하면 식욕, 기력, 정신이 무뎌지고 약해지는 이유는 질병에 의한 증상이 아니다.

그런 증상과 반응은 우리 몸이 그러길 바라서 나타나는 현상이다. '입맛을 떨어뜨려 먹지 말라는 소리이고, 기운을 떨어뜨려 쉬라는 바람이며, 정신을 무디게 만들어 신경 쓰지 말라는 뜻'이지 억지로 먹고 기운을 내고 정신 차려 무리해서 일을 다시 하라는 뜻이 아니다.

동물들은 이를 본능적으로 알고 행동한다. 애완견이나 고양이는 아프면 전혀 먹지 않는다. 아무리 맛있는 것을 코앞에 놓아두어도 거들떠보지 않는다. 귀찮다는 듯 고개를 돌리고 계속 잠만 잔다. 심지어 물도 잘 먹지 않는다.

이렇게 지친 몸과 마음 그리고 몸속의 기관들이 쉬는 동안 에너지는 절약되고, 그 에너지를 치유하는 데 몰아 쓰게 된다. 다시 말해 우리 몸은 바이러스를 몰아내는 힘을 더 키우기 위해 불요불급한 다른 기능(근골격계, 소화기계, 두뇌 등)을 둔화시키며 쉬길 원해서 일부러 기력과 식욕을 떨어뜨린 것이다. 따라서 내 몸이 원하는 대로 몸과 마음을 쉬고 기다리고 있으면 우리 몸은 알아서 치유한다.

마찬가지로 설사를 하면 '우리 몸이 스스로 알아서 독을 빼내려는 몸짓이구나' 하고 감사히 받아들이면서 무언가 먹이려 들지 말고 그냥 기다리고 있으면 더 빨리 회복된다. 모든 증상은 우리 몸이 원하는 나름의 목적이 있기에 발생한다. 우리를 괴롭히려고 증상이 생기는 게 아니다. 오히려 우리가 그동안 몸과 마음을 혹사시켜 병든 몸을 포기하지 않고, 치유하기 위해 '우리 몸 안의 의사'가 땀 흘려 일한 결과가 증상이다.

증상이 꼭 겉으로 드러나는 것만은 아니다. 자연치유력을 높이기 위해 우리 몸 스스로 소리 소문 없이 하는 일은 훨씬 더 많다. 암이 생길 수밖에 없게 살면서 유전자가 손상받고 종양세포로 전환되려 할 때 우리 몸은 아무 말 없이 망가진 부위를 고친다. 심지어 암세포가 되지 못하도록 세포 스스로 자살하여 사라지는 쪽으로 유도하고, 종양세포가 생겨도 더 커지고 더 퍼져나가지 못하도록 신생 혈관을 차단시키는 일을 우리 몸 안의 의사는 지금 이 순간에도 끊임없이 하고 있다.

우리 몸이 하는 일을 방해하지 마라

　그럼에도 부모들은 열심히 먹이려 한다. 한두 끼는 물론 그보다 더 오래 굶어도 문제는커녕 치유를 더 빠르게 돕는 행위임에도 그새를 못 참는다. 억지로 먹이기 위해 달고 먹기 좋은 죽을 대령한다. 과일이면 그나마 다행이지만, 달콤한 케이크나 햄버거 등으로 사라진 아이들의 입맛을 자극하려 한다. 그것도 모자라 감기 바이러스가 득실거리는 병원에 데려가 약을 먹인다. 주사를 놔주지 않으면 섭섭해하기도 한다. 아주 심한 고열을 제외하고 해열제를 사용하는 것은 아무런 도움이 안 될 뿐 아니라 오히려 치유를 방해하는 행위다.

　당뇨병도 마찬가지다. 너무 잘 먹어서 췌장이 기절한 상태가 당뇨병인데, 빠진 살을 보충하겠다고 사골을 고아 먹이려 든다. 암 환자도, 결핵 환자도 별다르지 않게 대응한다. 그런데 이런 대책은 대부분 치유를 방해한다. 아마도 못 먹고 굶주렸던 일제강점기와 한국전쟁 전후의 아픈 기억 때문이리라. 물론 이해할 수는 있지만, 이젠 그 시절이 아니다.

　심지어 설사 환자에게까지 급하게 먹이려 든다. 아무리 소화가 잘되는 미음이라도 설사 환자에겐 치명적일 때가 많다. 먹는 족족 설사를 일으킬 때가 많기 때문이다. 물도 조심해서 먹어야 한다. 심한 경우 물조차 토해 설사 질환의 가장 위험한 합병증인 탈수를 유발할 수 있기 때문이다.

우리 병원에서는 이런 일을 너무 쉽게 볼 수 있다. 노인들을 요양원에 입원시켜놓고 자주 들러보지 못한 미안함 때문인지 가족들이 면회 올 때마다 과자, 사탕, 요구르트, 떡, 우유, 치킨, 주스 등 당뇨병과 고혈압에 치명적인 음식을 한 보따리씩 갖고 오는 경우가 태반이다. 병원에서 사전 교육을 시켜도 별생각 없이 사오는 경우가 종종 있다. 애써 사온 음식을 차마 버릴 수 없어 일단 허용한다. 그런데 가족들이 돌아가고 나면 '가족이 남긴 사랑(?)'의 후유증이 병원을 힘들게 한다. 설사하는 환자, 혈당이 높아진 환자 등등……. 가족의 사랑이 오히려 병을 악화시킨다.

치유를 방해하지 말라는 이 말은 너무나 당연한 말처럼 누구나 받아들인다. 하지만 이렇게 당연한 말을 너무나 당연하다는 듯 어기고 산다.

삶의 모습에 변화를 주어 치유를 도와라

감기는 대개 하루 이틀 굶고 이불 뒤집어쓴 채 푹 쉬면 끝난다. 그러나 예전처럼 돌아가면 또 감기에 걸린다. 따라서 감기에 다시 걸리지 않으려면 감기에 잘 걸리지 않는 생활 습관이 필요하다. 암처럼 심각한 질병인 경우 반드시 평생에 걸쳐 암을 예방하는 삶, 암을 치유하는 삶을 만들어가야 한다. 너무 과로하지 말고 적당히 쉬면서 충분히 숙면을 취하고, 몸에 해로운 달고 기름진 음식과 외식은 피하는 대신 현미밥 채식 위주로 식사하고, 맑은 공기와 물 그리고 햇볕 등 자연환경과 친해지고 지나친 긴장이나 스트레스를 내려놓으려 하는 태도가 필요하다. 이렇게 건강한 삶을 누리면 당연히 감기는 오지도 않고, 설령 온다 해도 쉽게 치유된다. 또한 우리가 늘 걱정하는 당뇨병, 고혈압, 뇌졸중, 암 역시 우리 곁에 머물 겨를이 없다.

만병을 다스리는
네 가지 보물

　진정으로 소중하게 생각하는 것을 보물이라고 말한다. 사람마다 보물은 조금씩 다르겠지만 몇 가지로 압축될 수 있을 듯싶다. 어떤 사람의 보물은 돈이나 고가의 예술품일 수 있고, 명예나 권력일 수도 있다. 물질 만능 속에 살아가는 대다수 현대인은 이것들을 가장 큰 보물로 여긴다. 예외적으로 진리, 그것을 추구하는 마음, 깨달음을 보물이라 여기고 수행하거나 고행하거나 진리를 찾아 여행하는 사람도 있는데, 현대 사회에선 이들을 '별종'이라고 부른다. 그만큼 흔한 모습은 아니라는 뜻일 게다.

　어찌 되었든 사람들은 이런 것들을 보물이라고 말하는데, 정말 그런 것들이 보물일까? 만약 어떤 사람이 건강을 잃어 몹시 고통받고 있을 때 과연 그 순간에도 여전히 그런 것들을 '나에게 가장 소중한 보물이다'라고 말할 수 있을까? 건강하게 살아 있지 못하다면 그토록 바라던 돈, 명예, 권력, 진리를 찾을 수도, 가질 수도, 잘 사용하고 유지할 수도 없다. 이런 상황에서 그런 것들은 무용지물이 된다. 그리고 그것을 얻기 위해 온 힘을 다해 살아온 지난 삶을 허망하다고 느끼는 사람이 많을 것이다.

일반적으로 사람은 살아가는 데 큰 어려움이 없도록 건강이라는 선물을 받고 태어난다. 너도나도 다 갖고 태어나서 그런가? 건강하게 태어난 기쁨도 잠시, 건강의 소중함에 대해 쉽게 잊어버린다. 건강을 너무나도 당연한 것으로 여긴다. 그러나 지금처럼 산다면 언젠가 암 선고, 사망 선고를 받게 된다. 그때서야 비로소 '나에게 가장 중요한 보물이 건강이었구나' 하고 깨닫는다.

나는 다행히도 건강을 잃기 전에, 큰 질병이 생기기 전에 이를 깨달았다. 더 다행한 것은 건강하게 살 수 있고 그 어떤 질병도 좋아지는 길을 알았다는 점이다. 이 방법들이 나에게 가장 소중한 보물이라고 생각한다. 그야말로 보물 중의 보물이다.

바로 건강과 치유의 지혜다. 이 보물은 만병을 다스리고 건강 백세를 보증한다. 집안에, 사회에 기쁨과 웃음을 가져다준다. 이 보물은 인류의 역사와 더불어 지금까지 자기 자리를 굳게 지키고 있다. 그 효능은 과학이 발전할수록 더욱더 분명히 드러나고 있다. 게다가 큰 대가를 치르지 않아도 되며, 오히려 투자하는 데 비해 얻는 게 더 많은 신비로운 마법의 램프와 같다. 찾고 얻는 데 별다른 어려움도 없다. 누구나 원하면 얻을 수 있는 보물이다.

만병을 다스리는 네 가지 보물은 다음과 같다.

첫째, 건강한 먹을거리와 섭생 습관

둘째, 알맞은 움직임과 적당한 쉼

셋째, 자연적인 주거와 의복 환경

넷째, 자연스러운 마음

이 네 가지는 각각 자기만의 빛을 발휘한다. 내뿜는 빛이 모두 다르다. 어느 것 하나도 다른 것을 대신할 수 없고 모두 소중하다. 하지만 그 하나하나만으론 조금씩 부족하다. 네 가지 보물을 다 갖추어야 완전해진다. 그리고 다행히 한두 개만 제대로 갖추어도 큰 효력을 얻는다. 자연치유력이 큰 손상을 받지 않았다면 한두 가지만 제대로 갖추어도 건강 백세를 누리는 데 충분한 경우가 간혹 있다. 그러나 치유력이 크게 손상될수록 모두 필요하다. 물론 지금 당장은 그 보물이 필요 없는 젊은이나 건강한 사람도 건강 백세에, 그리고 행복에 안전하게 도달하길 원한다면 결국 다 갖추어야 할 것이다.

취하는 순서는 따로 없고 절차도 필요 없다. 그저 마음이 가는 것부터 지금 당장의 형편에 따라 받아들이면 된다. 얻기 위해 필요한 것은 받아들이려는 마음뿐이다. 그 마음이 인다면 저절로 움직이게 된다.

이것들을 대신할 대체물은 없다. 수천 년 동안 수많은 사람들이 이 보물의 대체물을 찾아 헤맸지만 헛수고였다. 과학이 아무리 발전해도 마찬가지다. 그런 대체물들을 좇을수록 중증 질병은 오히려 늘어날 뿐이다. 억만금을 들여도, 절대 권력을 휘둘러도 이것을 얻을 수는 없다. 오직 질병의 고통에서 벗어나길 원하는 자는 누구든 그 보물을 스스로 품어야만 한다. 과거에도 지금도 그 보물의 효능을 누린 마을이 있다. 바로 장수촌이다. 그곳에 사는 노인들은 자연 아래에서 땀 흘려 일한다. 그 누구도 대신해주지 않고 품는 자만이 얻는다. 이 보물은 공기나 물과 같아서 누구에게나 유용하다. 기회는 모두에게 있다.

약이 되는 음식,
독이 되는 음식

환자들은 약 먹는 일에 돈과 정성을 지극히 쏟는다. 그에 반해 밥 잘 먹는 일에는 무심하다. 밥을 먹는 일은 단순한 행위를 뛰어넘어 생명의 현상과 자연 치유의 이치가 들어 있다. 밥이라고 다 같은 밥이 아니다. 밥에 따라, 또 먹는 법에 따라 약이 되기도 하고 독이 되기도 한다. 독약을 먹는 사람은 없다. 그러나 보통 사람들은 그것이 독이 될 줄도 모르고 열심히 먹는다.

섭생법의 첫 번째 원칙은 소식, 절식

섭생법의 대원칙은 적게 먹으면서 최대 효율을 얻는 것이다. 힘을 쓰고 근력을 키우려면 탄수화물이나 단백질 등 칼로리 영양분 섭취량을 보통 사람보다 늘려야 한다. 하지만 치유, 그것도 암이나 고질적인 질병의 치유를 원하는 사람이라면 전체 양을 줄이거나 당분간 끊어야 한다. 치유에 꼭 필요한 정도를 넘는,

과잉 섭취된 여분의 양을 소화·분해·흡수·운반·대사·배설을 하느라 정작 더 중요한 영역(암 치유에서는 면역력, 당뇨병 치유에서는 대상 능력 등)의 치유력이 분산되기 때문이다.

한 연구에 따르면, 먹고 싶은 대로 맘껏 먹인 쥐에서는 암 발생률이 80%, 맘껏 먹게 하고 방사선을 쬐인 쥐에서는 암 발생률이 100%였다. 하지만 40% 정도 절식한 쥐에서는 암 발생률이 '제로'였다고 한다. 또 1994년에 네덜란드 사람들을 대상으로 20% 절식 실험을 한 결과, 10주 만에 모든 사람들의 혈압, 지방, 콜레스테롤 수치가 정상으로 돌아왔다. 올해 연세가 90에 가까운 필자의 아버지는 배불뚝이지만 잔병치레가 거의 없다. 그 비결 중 하나가 소식이다. 아무리 잘 차려주어도 '입이 짧다'고 투덜대는 어머니보다 훨씬 건강하다.

또한 칼로리 영양소는 줄이고 항산화영양소, 비타민, 무기질, 섬유질 등 채소 섭취를 늘리는 것이 중요하다. 곡류는 힘을 내는 데 주로 쓰이지만 채소의 영양분은 치유와 해독 작용에 주로 쓰이기 때문이다. 음식량을 줄이는 것과 함께 끼니 수를 줄이는 것도 필요하다. 특히 육체노동을 하지 않는 대다수 현대인은 물론 환자들 역시 1일 2식, 심지어 1일 1식이 치유에 더 유리하다. 적게 여러 번 먹는 것(少食多食)도 하나의 방법이다.

소식을 위해 가장 중요한 것은 오래 씹기(다작)

오래 씹으면 위장의 부담을 덜어주고 소화율을 높일 뿐만 아니라 과식을 막아준다. 또한 뇌 기능 자극과 해독 면역 물질 분비를 촉진하고, 턱의 이상 발달(아래턱의 과잉 발달에 의한 부정교합)을 막아준다. 뒤에 자세히 소개될, 치유에 이른 췌장암 말기 환자는 식욕이 넘쳐나지만 소식다작(少食多嚼)의 원칙을 지금도 잘 지키고 있다. 웬만한 암 환자들보다 훨씬 오랜 시간 밥을 먹는 그의 모습은 참 인상적이었다. 한 입 먹고 숟가락을 내려놓고 100번 이상 감사하고 기도하는 마음으로 씹도록 하자.

동물성 식품은 사람 잡는 음식

동물성 식품은 음식이 아니라 독이다. 그런데 아이러니하게 사람 잡는 음식이 최고의 음식으로 비싸게 취급된다. 고기반찬이 없으면 아예 밥상 취급도 하지 않으려 한다.

다행인지 불행인지 모르겠지만, 고기를 먹는다고 바로 죽지는 않는다. 그러나 미국에서 육식 위주의 고단백 다이어트 열풍이 불었을 때 60여 명이 사망하는 사건으로 세상이 떠들썩한 적이 있었다. 왜냐하면 육류에는 섬유질, 항산화영양소, 비타민과 무기질 등 꼭 필요한 영양소는 없거나 매우 적은 반면, 해독해야 할 물질은 너무 많기 때문이다. 과단백질(고호모시스테인 혈증 등), 과지방(고콜레스테롤, 고지방증 등), 성장 호르몬과 항생제, 발암 물질 등이 우리 몸을 채워나가면 하나씩 문제가 드러나기 시작한다. 살이 찌고 뾰루지나 여드름이 잘 생기는 것을 비롯해 면역력이 떨어져 감기에서 암까지, 면역력이 교란되어 아토피 등 알레르기성 질환과 당뇨병, 고혈압, 뇌졸중 등 대사 관련 질환 등 모든 질병의 주된 요인 중 하나가 육식이다. 동물성 식품이 식탁에서 완전히 사라질 때 이 모든 질병을 해결하는 중요한 기점이 된다.

현미밥 채식이 가장 완벽한 밥상

'밥이 약보다 낫다'는 우리말 속담이 있다. 도정기가 개발되기 전까지 밥은 모두 현미밖에 없었고 주로 채식이었다. 따라서 여기서의 밥이란 현미를 뜻한다. 10년 전 내가 처음 현미밥 채식을 접할 때는 이에 관한 책이나 정보도 그리 많지 않았고, 또 생소했다. 하지만 이제 현미밥 채식이 좋다는 사실을 모르는 사람은 거의 없다.

문제는 이 밥의 가치를 이해 못하는 데 있다. 약을 챙기고 수술에 투자하는 데 비해 밥에 투자하고 그 가치를 받아들이는 데 너무나 인색하다. 가끔 암 환자가 상담을 위해 먼 길을 마다하지 않고 방문한다. 대부분 오는 도중 휴게소에서 대충 끼니를 때운다. 먼 여행길로 인해 소모될 온갖 항산화 물질을 생각한다면 도시락을 더 잘 챙겨야 할 텐데 그런 생각까지 미치지 못한다. 23년간 인슐린에 의존했고 당뇨병 후유증으로 수차례나 수술했던, 당뇨병 환자는 현미밥 채식을 한 지 3주 만에 인슐린을 완전히 끊었고, 얼마 안 있어 중증 근무력증까지 해결했다.

내가 강조하는 현미밥 채식은 속껍질이 그대로 살아 있는 통곡식을 껍질째 먹는 것을 말한다. 현미, 통밀은 물론 감자도 속껍질을 그대로 먹고 고구마, 포도, 사과, 배, 심지어 귤까지도 가급적 껍질째 먹을수록 훨씬 이롭다. 껍질이나 껍질 바로 아래에 피토케미컬 등 항산화 물질과 섬유질이 다량 들어 있기 때문이다. 농약 때문에 망설이는 경우가 있는데, 과일은 밀가루나 숯가루를 풀어 씻어주면 된다. 그래서 나는 채식이라는 말 대신 건강 채식 또는 현미밥 채식이라는 말로 바꾸어 쓴다. 채식이라고 모두 다 건강한 음식이 아니라는 뜻이다. 설탕, 흰쌀, 흰밀, 보리, 흰 소금 등 정제 식품과 껍질을 벗겨낸 과일은 고기보다야 낫겠지만 치유 음식이 아니다. 영양학적으로 그리고 내가 직접 경험한 바에 의하면, 가장 완벽한 밥상은 현미밥 채식이다.

요리법과 먹는 법에 따라 효율이 달라진다

- 제철 음식 위주로 먹자. 노지에서 자란 제철 위주의 식물, 들에 핀 쑥이나 냉이 등이야말로 최고의 음식이다. 여력이 된다면 좀 비싸더라도 유기농 채소를 선택하라. 그리고 더 나아가 거름조차 주지 않고 자연스럽게 자란 채소를 직접 길러 먹자.
- 한 번이라도 칼질하면 그만큼 비타민은 파괴된다. 감자튀김은 채식이지만, 발암 물질이다. 기름으로 볶는 요리법은 피하고 물로 볶도록 한다. 전자레인지로 데우는 것도 피하는 게 좋다.
- 밥, 물 따로. 밥을 먹을 때는 물을 먹지 않는다. 혹시 물 또는 국물이 먹고 싶다면 밥보다 먼저 먹는다.

- 밥, 반찬 따로. 오래 씹으려면 밥과 반찬을 따로 먹어야 한다. 그런 면에서 비빔밥은 좋은 음식이 아니다. 따로 먹으려면 연하게, 덜 짜게, 덜 맵게, 덜 시게, 향이 덜하게 간하는 게 좋다.
- 가급적 국물 없는 요리를 하라. 국물 음식을 섭취하면 위에서는 물이 먼저 흡수되고, 건더기가 위에 오래 머물러 있어 부담을 준다. 통곡식, 마른 음식, 국물 없는 음식이나 건더기 위주 음식이 더 바람직한 이유다. 씹지 않고 그냥 쉽게 넘어가는 흰밥이나 부드러운 흰 밀가루 빵과 국수 그리고 국물에 밥을 말아 먹는 것은 되도록 피하자.
- 식품 배합법. 소화 시간이 서로 다른 채소와 과일은 따로 먹는 게 좋다. 과일을 먹으려면 저녁 또는 아침을 과일식으로 아예 대체하든가 아니면 식사하기 한 시간 이전에 먹어 과일을 충분히 소화시킨 뒤 식사한다. 특히 포도는 위가 빈 상태에서 단독으로 먹고, 과일은 가급적 한 가지씩 먹도록 하자.
- 소박하게 그러나 골고루 다양하게 먹어야 한다. 골고루 먹으라는 것은 한 끼에 지나치게 많은 반찬과 음식을 먹으라는 뜻이 아니다. 한 주 내내 똑같은 반찬, 똑같은 부위나 종류만 먹지 말라는 뜻이다. 부위별(뿌리, 줄기, 잎, 열매, 꽃 등), 종류별(곡류, 콩류, 채소류, 버섯류, 해초류, 견과류 등), 색깔별로 다양하게 먹는 게 중요하다. 한 끼 반찬 가짓수는 많을 필요가 없다. 상다리 휘어지는 진수성찬은 현대인에게 병만 안겨줄 뿐이다.
- 알맞은 온도로 먹어야 한다. 뜨거운 차를 좋아하는 중국인

은 식도암 발생률이 높다. 찬 음식을 자주 먹으면 음식을 데우는 데 힘이 낭비되며, 위장을 마비시키고 위장 혈액 순환을 떨어뜨려 배탈이나 설사 등 위장 질환이 발생한다. 그러므로 지나치게 뜨거운 것은 식혀서, 차가운 것은 살짝 데우거나 입속에 잠깐 머금어 온도를 높인 뒤 삼킨다.

• 규칙적으로 먹고 간식을 피하고 밤늦게 먹지 마라. 위장이 완전히 비어 있지 않은 상태에서 먹는 간식은 이전 음식의 소화까지 지연시킨다. 이로 인해 이전 음식은 따뜻한 배 속에서 발효가 일어나 술 마신 효과가 생긴다. 밤은 재충전과 치유에 집중하는 시간이고, 몸과 마음 그리고 위장도 쉬는 시간이다. 쉬어야 할 때 야식이 들어오면 자연치유력은 크게 손상을 입는다.

• 마지막 단계로, 생식량을 늘리자. 양념이나 요리를 최소로 한, 자연 그대로의 재료에서 참맛을 느낄 때 치유는 성큼 다가온다. 생식은 자연 그 자체이며, 자연과 생명의 기운이 온전히 들어 있다. 처음부터 모두 생식으로 바꾸는 일은 쉽지 않을뿐더러 바람직하지도 않다. 화식 비율을 점차 줄여가는 단계가 필요하다.

최고의 약은 자연치유적 음식

푸짐한 밥상을 당연하다는 듯 받아들인 암 환자보다 잔반이라도 먹을 수 있음을 감사하게 받아들인 암 환자가 더 잘 낫는다는 말이 있다. 음식보다 먹는 태도가 치유에 더 큰 역할을 한다. 7년 차 된 위암 환자는 채식 병원에서 내주는 음식이 약이다 믿으며 무조건 감사한 마음으로 먹고 다른 음식은 일체 입에도 대지 않았다고 한다. 그런 태도가 그를 건강한 모습을 되찾고 유지시켜 준 중요한 요인임에 분명하다. 절식하면서 낮에 즐거운 마음으로 충분히 움직이고 감사한 마음으로 밥상을 받는다면 밥투정은 사라지고 치유의 길로 나아간다. 먹고 살아 있다는 것 그 자체에 감사하라!

   이렇듯 무엇을 어떻게 먹느냐에 따라 약이 되기도 하고 독이 되기도 한다. 약이 되는 음식이란 한마디로 탐욕이 배제된 자연의 음식이며, 단순한 음식이며, 소박한 음식이며, 자연에 감사하는 마음으로 먹는 음식이다. 우리는 이런 음식과 섭생 태도를 자연치유적 방식이라고 부른다. 야현요법(야채 수프와 현미차), 니시요법 등 수많은 자연요법 속의 섭생법 역시 자연치유적 방식 중 하나다. 자연치유적 음식, 그것은 입으로 들어가는 최고의 약이다. 그래서 히포크라테스는 "음식으로 고치지 못하는 병은 약으로도 고칠 수 없다"고 말한 것이다.

가장 빠른
치유법은 단식

흔히들 건강하려면 잘 먹어야 한다고 말한다. 병들어 아파 누워도 '많이 먹고 힘내서 병을 이기라'는 말을 자주 듣는다.

그러나 현대인들은 대부분 영양이 지나치게 축적되어 있다. 아니, 너무 많아 탈이다. 최소 영양 이상의 과잉 영양은 이로움보다 해악이 더 크다. 대부분 나쁜 음식을 많이 먹어서 질병이 생겼고, 계속 많이 먹는다면 질병은 더 악화된다. 높은 혈당과 탁해진 혈액은 병원균, 병든 세포, 암세포들을 더 활발하게 만들기 때문이다.

사람이 살아가는 데 필요한 활동은 크게 두 가지로 나누어볼 수 있다. 바로 치유를 위한 활동과 건강 생활 또는 생계유지를 위한 활동(물질 생산을 위한 적극적인 노동)이다. 질병 치유에 전념하려면 물질 생산 노동은 크게 필요 없다. 치유를 위해서는 최소 생명 활동이 제대로 작동하면 충분하다. 이 생명 활동이 잘 작동하기 위해서는 체온 유지, 호흡, 혈액 순환 등 기초 신진대사 활동과 이러한 대사 활동이 잘 이뤄지도록 돕는 적절한 육체 활동(걷기 등)이 필요하다. 이렇듯 치유를 위한 활동은 생명 활동과 최소 육체 활동으로 이루어진다. 치유 활동에 쓰이는 에너지와 영양분은 그리 많이 필요하지 않다. 또 그 정도의 영양은 이미 우리 몸속에 축적되어 있다. 며칠에서 몇 주일 분량은 족히 된다.

그런데 병이 들어 입맛이 떨어진 상태에서 일부러 먹으면 어떻게 될까? 억지로 먹으려 하니 유쾌하지 않고 음식에 대해 감사한 마음이 별로 들지 않을 것이다. 그렇게 섭취한 음식은 몸에 좋은 역할을 제대로 못하고, 오히려 스트레스를 더해 몸에 해악을 준다. 이보다 더 중요한 이유가 있다. 치유에 전념해야 할 자연치유력이 소화·흡수·배설을 위해 힘이 분산되는 것이다. 혈액이 소화기 기관으로 몰리고 치유에 필요한 영양분이 낭비된다. 음식은 저절로 소화되는 것이 아니다. 소화를 위해 에너지를 써야 하는데, 이때 영양분이 소모된다. 막말로 먹고 똥 싸기 위해 치유력을 낭비하는 짓이다. 병과 싸우는 데 자연치유력을 다 모아도 시원찮을 사람이 암 환자다. 그런 환자가 치유를 방해하는 일을 하고 있다면 치유가 쉽겠는가?

옛날 나라님과 원님들의 폭정으로 굶기가 다반사였던 시절이라면 또 모르겠다. 지금처럼 대수롭지 않을 감염성 질환 환자가 옛날에는 숱하게 죽어나갔다. 치유를 위한 최소 영양조차 부족하여 면역력이 심각할 정도로 떨어졌기 때문이다. 이렇게 먹지 못해 생긴 병이라면 반드시 적절한 영양 섭취가 필요하다. 치유를 위한 최소 영양조차 부족한 몸 상태라면 당연히 영양 공급은 치유를 돕는다. 그러나 그 당시라도 굶주려서 생긴 병이 아니라면 역시 굶거나 절식하는 것이 가장 빠른 치유법이다.

현대 도시인 중에 그런 사람은 거의 없다. 따라서 한 끼라도 굶지 않겠다는 태도는 치유를 방해하겠다는 의미와 같다. 전쟁 난민처럼 기아 상태가 아니라면 당장 영양을 공급해야 할 이유가 전혀 없다. 오히려 영양 과잉 상태에서 벗어나 영양 공급을 줄임으로써 병원균과 암세포를 기아 상태로 몰아넣어야 빠른 치유에 이른다.

몸이 안 좋을 때 자연스럽게 식욕이 떨어진다는 경험은 누구나 한다. 먹으려 해도 입이 깔깔해서 잘 먹을 수가 없다. 이는 음식 섭취가 치유에 이롭지 않다는 몸의 소리이며, 자연치유력이 작동하는 모습이다. 우리 집의 비상약은 단식이다. 딸도, 아내도 그리고 나 역시 몸이 조금 안 좋다 싶으면 바로 단식에 돌입한다.

암 환자들에게 단식을 소개하면 체중과 체력 감소를 우려해 망설이는 경우가 많다. 물론 꼭 단식을 해야만 치유에 이르는 것은 아니지만, 단식은 좀 더 빠르게 치유에 다가가기 위한 하나의 방편이다. 실제로 말기 판정을 받은 암 환자들이 단식을 통해 빠르게 치유에 이르는 경우가 많다. 이 책 후반에 자세히 살펴볼 말기 췌장암 환우 역시 21일간 물 단식과 21일간 보식을 시도했고, 또 다른 환우는 황달이나 부종 기미가 보일 때마다 곡기를 끊는 것은 물론 건강 보조 식품까지 모두 끊어 빠른 효과를 보았다. 그 밖에도 말기 암 환자들 중에 아직도 생존해 있는 분들을 상담해보면 요양원에서 포도 단식 등을 한 경우가 적지 않음을 확인할 수 있다.

현대인들 가운데 단식을 할 수 없는 조건에 놓여 있는 사람은 거의 없다. 단식은 힘들고 체중이 줄어 잘못되는 게 아닌가 하는 두려움을 떨쳐내고, 내 몸을 살리는 데 기여할 것이라는 확신과 믿음이 있다면 단식의 효과는 매우 크다.

그러나 단식에 대한 지나친 과신도 문제다. 단식을 마치고 보식 과정에서 아무렇게나 먹고 생활하면 엄청 고생한다. 그래서 한결같이 단식보다 보식이 더 중요하다고 말한다. 단식을 잘 마쳤다 하더라도 다시 옛 생활로 돌아가면 질병은 재발한다. 그때는 전보다 더 심각한 상황에 처하는 경우를 종종 보아왔다. 단식은 치유의 끝이 아니다. 단식은 치유의 시작이며, 삶의 한 과정이다.

운동하지 말고
활동하라

 암 환자들의 철칙 중 하나가 '아무리 고통스러워도 누워 있으면 죽는다는 일념으로 무조건 걸어야 한다'는 것이다. 그런데 운동하지 말라니, 무슨 뚱딴지같은 소리냐고 반문할 것이다. 하지만 잘못된 운동으로 해를 입고 땅을 치지 않으려면 조금만 더 읽어보시라!

 나는 가정의학과 의사다. 그럼에도 평소 의사들이 처방하는 형태의 운동은 하지 말라고 교육하고 강의한다. 오히려 운동하면 할수록 손해라는 주장을 한다.

 의사들은 몸을 단련하거나 건강을 위해 유산소 운동을 하라고 권한다. 대표적으로 처방된 운동인 조깅에 대해 살펴보자. 1977년 출간된 베스트셀러 《달리기에 대한 완벽한 책》은 미국 사회에 조깅 붐을 일으켜 대통령까지 뛰게 만들었다. 이후 우리나라에서도 뛰는 사람을 자주 보게 되었고 뛰는 사람은 멋있어 보였다.

그런데 그 책을 쓴 짐 픽스는 거의 20년 이상 달리던 어느 날, 조깅 중에 갑자기 쓰러져 52세의 나이에 사망했다. 사인은 동맥경화로 인한 심장마비였다. 이 사건은 '짐픽스 현상(Jim Fixx phenomenon)'이라는 신조어를 만들면서, 운동의 유해성 논란을 촉발시킨 계기가 되었다.

왜 그랬을까? 심장병을 예방하기 위해 몸에 좋은 운동을 했는데 왜 오히려 심장마비가 왔을까? 한마디로 의사들의 처방대로 '뛰었기 때문이다'라고 나는 주장한다. 의사들이 처방한 운동은 자동차로 예를 들면 가장 적당한 회전수 2000RPM을 훨씬 넘은 3000~4000RPM 이상으로 달리는 꼴이다. 이런 과회전은 초기엔 엔진 때를 제거하는 효과가 있다. 그래서 동맥경화가 일시적으로 좋아지는 것처럼 보인다. 그러나 이렇게 가장 이상적인 회전수를 넘어 과회전하면 엔진은 빨리 망가진다. 우리 몸도 마찬가지다. 우리 몸은 뛰도록 기본 설계가 되어 있지 않다. 심박동수를 마구 늘리는 운동은 우리 몸이 감당하기 어렵다. 게다가 뛰면 뛸수록 '러너즈 니(runner's knee)'라 불리는 무릎 부상, 족저근막염, 무릎 연골판 손상, 상체 골다공증, 열경련(쥐) 등의 후유증이 따른다. 게다가 기록 단축의 묘미에 빠지면 더욱 무리하게 되고 결국은 중독성까지 생긴다. 이런 형태의 운동은 건강에 도움이 되기보다는 치명적으로 몸을 해치는 경우가 대부분이다. 다른 과격한 운동 역시 마찬가지다.

이제 의료계도 이런 운동의 위험성을 서서히 인식하기 시작했다. 《최신 가정의학》에 나온 문구를 인용해보자.

"예전엔 강하게 운동해야 심폐 지구력이 좋아지는 등 생리적 변화가 생기기 때문에, 생리적 변화가 나타날 정도로 강한 운동이 권고되었다. 그런데 연구 결과가 축적되면서 굳이 강한 운동을 하지 않더라도 신체 활동이 많다면 건강에 유익하다는 점이 밝혀졌다."

다시 말해 강한 운동이 아니라 꾸준히 움직이는 일상 활동을 권해야 한다는 뜻이다. 그럼에도 의료 일선에선 여전히 운동을 강조한다. 방송도 전문가의 입을 빌려 운동하라고 부추긴다. 하지만 난 여전히 가급적 뛰지 않고 걸을 것이며, 또 과격한 운동을 하지 않을 것이다. 왜냐하면 내 몸을 사랑하니까.

성장기와 청소년기에는 상당한 정도의 유산소 운동과 근력 활동을 통해 갖가지 기능을 확대해야 할 필요가 있다. 하지만 성장이 다 끝난 이후부터는 더 이상 심폐 기능을 강하게 하는 활동이 필요 없다. 대신 이 시기엔 성장기에 끌어올린 능력을 잘 유지하고 아껴 쓰는 활동이 필요하다. 따라서 유산소 운동의 강도는 사람에 따라 조금 차이는 있지만 기본적으로 줄여야 한다. 중년기에 들어서면서부터 빨리 뛰는 것은 점차 건강에 해를 주기 시작한다.

그렇다면 성인이 된 우리 몸에 가장 합당한 움직임은 무엇일까?

첫째, 심박동에 큰 무리를 주지 않는 활동이어야 한다.

둘째, 짧은 시간이 아니라 꾸준히 움직이는 활동이어야 한다.

셋째, 적당한 햇볕을 받을 수 있는 활동이어야 한다.

넷째, 맑은 공기와 자연의 기운을 얻는 활동이어야 한다.

다섯째, 생산적 활동일수록 더 좋다.

여섯째, 동작이 다양해야 한다.

일곱째, 자신의 질병과 증상을 잊어버릴 수 있도록 돕는 활동이면 금상첨화다.

가장 이상적인 활동은 숲 속에서의 텃밭 일

이 모든 조건을 다 갖춘 활동은 당연히 밭을 일구고 수확하는 텃밭 일이다. 거의 날마다 낮시간에는 온종일, 갖가지 동작으로 움직이지만 심박동 수는 크게 변화가 없거나 있어도 일시적이고, 자연환경과 햇볕 아래에서 일을 하는 활동이다. 게다가 작물을 가꾸는 과정에서 자라는 것을 지켜보고 수확하는 기쁨을 맛볼 수 있다. 감사하는 마음은 덤으로 따라온다. 일에 몰두하다 보면 증상이나 질병을 쉽게 잊게 된다. 또한 환경, 나눔, 생명을 존중하는 일이기도 하다. 그래서 나는 지금도 공부하고 싶어 하는 딸에게 농사짓자고 틈나는 대로 꾀고 있다.

우리 몸은 바로 이런 일에 적합한 몸이다. 물론 대다수 현대인들은 이런 활동에 부적합하다. 호미질을 조금만 해도 금방 지치고 힘들어 하는 분들도 있다. 그만큼 우리 몸은 뻑뻑해져 있고 성능이 떨어져 있다. 물론 농사를 천하고 귀찮은 일로 여기는 것이 가장 큰 문제이긴 하지만 말이다. 이런 허약한 몸과 마음의 상태를 그대로 방치한다면 머지않아 암 등 중증 환자에 합류하게 된다.

물론 농사일에 적합한 능력을 갖추기까지 꾸물대는 것도 문제지만 서두를 필요도 없다. 특히 중증 환자라면 그 기간을 매우 길게 늘려 잡아야 한다. 몇십 평도 안 되는 텃밭에서 쉬엄쉬엄 일하는 것부터 시작해야 한다. 조금씩 시간을 늘리면서 일의 강도를 높이면 된다. 조금 무리가 가도 좋지만 중요한 것은 꾸준히 하면서 점차 강도를 높이는 것이다.

숲 산책과 집안일도 이상적인 활동

숲 산책이 갖고 있는 치유 효과에 대해서는 따로 언급할 필요조차 없을 듯싶다. 숲 산책은 산을 정복하는 등정과 같은 뜻이 아니다. 숲에서 자기 몸 상태에 따라 알맞게 걷는 일이 숲 산책이지, 올라갈 목표를 미리 정해놓고 죽어라 올라가는 것은 산책이 아니다. 가다가 힘에 부치면 누가 뭐라 해도 걸음을 멈추고 쉬어야 한다. 심지어 되돌아와야 한다. 가볍게 꾸준히 걸어야 한다. 이것이 치유를 위한 운동이다. 이왕이면 숲 산책을 하면서 뒤로 걷기, 앞뒤로 손바닥 치기, 식물과 동물들에게 인사하기 등의 활동을 함께하면 단조로움을 벗어나 훨씬 치유 효과를 높여준다.

집안일도 매우 이상적인 활동 중 하나다. 쓸고 닦고 치우고 옮기고, 다듬고 밥하고 씻고 빨래하는 등 다양한 동작을 통해 끊임없이 움직이며 보람도 얻는다. 그런데 이렇게 이상적인 집안일을 하는 사람을 우리 사회에서는 부엌데기로 전락시킨다. 집안일을 하는 주부를 무능하다고 여기고 살림만 하고 있으면 '틀어박혀 있다'고 표현한다. 참으로 안타깝기 짝이 없다. 아이를 키우고 건강한 먹을거리를 제공하는 일은 그 어떤 일보다 고귀하고 아름답고 가치 있다.

특히 도시에 사는 사람이라면 집안일의 가치는 더욱 커진다. 나 역시 생각을 바꾼 이후, 나 자신을 위해 헬스 운동만 한 것이 아니라 밥하고 청소하는 일을 자발적으로 시작했고 지금처럼 건강한 몸으로 거듭났다. 나는 지금도 밥하고 설거지하고 청소하기를 즐긴다. 남성들이여, 자신을 위해, 그리고 사랑하는 가족을 위해 걸레를 들어라!

시골과 숲의
치유 능력은 상상 이상

　치유를 말할 때 환경은 빼놓을 수 없는 4대 보물 중 하나다. 환경 하면 가장 먼저 숲, 계곡, 시골 등을 떠올린다. 치유에 이르기 위한 가장 중요한 환경 요인은 당연히 자연환경이다.
　이제 시골, 숲, 계곡 등 자연이 치유에 크게 기여한다는 것은 모두 다 알고 있는 듯하다. 자연이 주는 혜택은 참으로 많고 크다. 피톤치드, 음이온, 맑은 공기와 살아 있는 물, 따사로운 햇살, 새소리와 바람 소리, 향기 등 이루 헤아릴 수 없을 만큼 자연이 우리의 건강을 유지시켜주고 치유에 크게 기여한다는 사실이 점점 명확히 밝혀지고 있다. 일례로 피톤치드는 암세포를 제거하는 'NK(natural killer) 세포'의 활성도가 삼림욕을 하기 전 18%에서 첫째 날에는 21%, 둘째 날에는 26%로 증가한다. 또한 심장병이나 대사 증후군의 원인이 되는 혈압과 혈당 그리고 스트레스 호르몬 농도를 떨어뜨리고 콜레스테롤 합성을 저해한다. 그렇기에 치유의 샘물이 펑펑 쏟아지는 시골, 숲과 계곡 등 자연을 누구나 마다하지 않을 것 같다. 그런데 실상 이런 혜택을 누리면서 치유에 이르는 사람은 별로 없다. 오히려 도시로, 도시로 몰려들어 시골은 비어 있다시피 하고 거미들이 둥지를 튼 오래된 빈집도 꽤 된다.

심지어 자연이 주는 치유의 기운이 반드시 필요한 암 환자 등 중증 환자들조차 시골을 외면한다. 참으로 안타깝다. 왜 자연이라는 손쉬운 치유의 기운을 마다하는 것일까?

치유를 원하면 시골의 산이어야 한다

얼마 전 〈산에서 암을 이긴 사람들〉이라는 특별 방송을 우연히 보았다. 산으로 들어간 중증 암 환자들의 장작 패는 힘이나 농사짓는 품새가 건강하다고 자신하는 나보다 더 좋아 보였다. 참으로 놀라운 광경이었다. 그런데 방송 말미에 산으로 들어가지 못하는 또 다른 부류의 암 환자들의 발언이 이어졌다. '산에 홀로 살면 보고 싶은 사람을 자주 볼 수 없기 때문에 외롭다', '돈을 벌어야 한다'는 분도 있었다. '응급 상황 시 병원과 너무 멀어 시간이 지체될까 두렵다'는 말도 나왔다. 과연 이것이 이유가 될까? 치유를 원하는 사람의 마음가짐일까?

도시를 떠나지 못하는 가장 큰 이유는 자연의 치유 능력을 과소평가하기 때문이 아닐까 싶다. 자연이라는 환경 요소는 치유의 4대 요소 중 하나다. 그동안 수많은 암 환자들이 도시에서 병원을 전전하다 생을 마감했다. 아토피 등 알레르기성 질환 또는 호흡기 질환을 갖고 있는 수많은 사람들이 병원을 오가며 몸과 돈을 축내고 있다. 환경의 중요성을 간과했기 때문이다.

암 환자 중 대다수 장기 생존자들의 공통점은 숲의 기운을 마음껏 누렸다는 사실을 기억해야 한다. 음식을 바꾸어도 잘 낫지 않던 아토피나 알레르기성 환자의 경우, 시골에 잠깐 머물러도 대부분 호전된 기억을 되살리기 바란다.

시골과 숲이 가져다주는 치유 능력은 그뿐만이 아니다. 숲이나 시골을 강권하는 이유는 그 자체의 이득만 있기 때문이 아니다. 숲 속에 머물면 자연스럽게 걷도록 이끌고, 또 걸을 수밖에 없게 만든다. 새싹이나 꽃, 개구리 우는 소리가 우리를 마당으로 이끌어준다. 도시의 소음과 네온사인이 없는 시골 생활은 깊은 숙면으로 이끌어준다.

또 자연의 품에 머물다 보면 저절로 명상에 빠져든다. 맑은 새소리와 함께 희망이 들린다. 흐르는 물소리에 생명이 움튼다. 지금 살아 있음 그 자체에 감사하는 마음이 일어난다. 그런 마음으로 숲에서 걸으며 자신을 돌아보면 치유의 기운이 용솟음칠 것이다. 딱히 보려 하지 않아도, 들으려 노력하지 않아도, 느끼지 않으려 해도 보고 듣고 느끼고 마시고 먹게 된다. 게다가 아이들에게는 자연의 면역을 선물해준다.

물론 사는 곳이 숲이라 해서 다 치유되고, 다 건강해지는 건 아니다. 여전히 마음이 도시를 향해 있고, 몸이 좀 나아지면 다시 도시와 도시 문명에 젖어들기를 손꼽아 기다리며 지금의 삶을 초라하게 만들어버린다면 치유의 가치는 뚝 떨어진다.

거처 주변과 주거 환경을 가꿔라

아무리 시골에 살더라도 자신이 거처하는 주변 또는 주거 환경을 잘 가꾸지 않으면(아파트 구조와 인테리어처럼) 제대로 된 이로움을 얻지 못한다. 통나무와 황토로 지은 집에 구들이 갖추어지고 외풍이 심하지 않은 집 구조는 치유에 금상첨화다.

주택 구조의 중요함을 일깨워준 분이 바로 필자의 장인어른이다. 금연을 하고 집밥 이외 거의 외식을 하지 않았고, 매일 같은 시간에 오전·오후 산책을 다녀오시고, 눈비가 심한 날은 같은 시간만큼 집 안에서라도 빙빙 돌 정도로 신체 활동을 하루도 거르지 않고, 환절기와 겨울철에는 가습기로 습도 조절을 하면서 자기 관리가 철저했다.

그럼에도 불구하고 집 안에서 머리 감기조차 두려워할 만큼 늘 호흡기 장애로 병원을 끼고 사셨다. 그 이유는 바로 도시 아파트 환경 때문이었다. 허름한 연립주택에 사실 때는 없었던 호흡기 장애가 도시 아파트로 옮긴 후부터 생겨 아무리 노력해도 10년 넘게 잦은 병치레로 고생했다. 그러다 도시 외곽의 황토와

소나무로 지은 집으로 옮긴 뒤에는 오래지 않아 호흡기 장애가 싹 사라졌고 이젠 병원을 거의 찾지 않는다. 이제 장인어른은 도시에 사는 아들딸에게 아파트는 사람 살 집이 아니라고 훈계하신다. 장인어른에게 나타난 이러한 변화는 나에게 자연치유에서 환경의 중요성을 새삼 일깨워준 일대 사건이었다.

마찬가지로 시골에 살면서 농약을 거침없이 뿌려댄다면 반드시 그 대가를 치르게 된다. 똘똘했던 시골 아이가 농약이 보급된 이후 농약 치는 계절엔 지능과 신체 기능이 떨어졌다가 농약 치는 시기를 벗어나면 조금 회복되는 안타까운 사례가 TV를 통해 방영된 적도 있다.

세상은 불공평해도 자연은 공평하다

그뿐이 아니다. 화학세제, 전자파, 화학 물질로 만들어진 비닐 제품 등을 통해 유출되는 발암성 유해 물질들로부터 멀어져야 한다. 더 나아가 멋을 내기 위한 브래지어나 타이트한 옷과 같은 의복이나 화장품과 머리 염색약 역시 치유를 바라는 환자라면 신경 써야 할 부분이다. 치약도 천일염이나 숯 등으로 대체해야 한다.

자연은 공평하다. 결코 돈으로 살 수 없으며, 또 누가 대신해서 얻어올 수 없고, 맞바꿀 만한 것이 없을 만큼 소중하다. 오직 자연의 가치를 받아들이고 그곳에 머물러야 자연이 주는 혜택을 누릴 수 있다. 다른 무엇으로도 대체할 수 없다. 자연의 가치는 오로지 자연에서만 얻을 수 있다. 지금까지 현대 과학이 알아낸 자연의 가치는 빙산의 일각일 뿐이다. 자연의 가치는 무궁무진하다. 그 사실을 받아들이는 자만 혜택을 누릴 수 있다. 그곳에 머무는 순간 확인할 것이다. 먼 도시 여행길에서 돌아오는 길에 숲속 집에 가까워질수록 커져가는 상쾌함은 도심에서 얻은 퀴퀴함을 한 방에 날려 보낸다. 자연이 주는 축복을 마음껏 누리자.

자신에게
집중하라

적지 않은 환자분들이 의사나 병원 욕을 한다. 수술이 잘못되었다고, 성의가 없다고, 실력이 없다고, 친절하지 않다고, 돈만 밝힌다고 탓한다.

물론 그분들의 평가는 대부분 옳다. 하지만 그렇다고 무엇이 달라지는가? 환불받기를 원하는가? 그게 아니라면 타인에게 향한 원망의 촉수를 거두어들여야 한다. 그 병원, 그 의사, 그 치료법을 선택한 것은 자기 자신이다.

자본주의 세상에서는 많이 팔기 위해 과장과 왜곡이 비일비재하다. 우리 자신도 그렇게 살아왔고, 그래서 병이 든 게 아닌가? 이런 세상에서 살아남기 위해서는 남을 탓할 시간이 없다. 자신에게 집중하고 중심을 잡아야 한다.

치유를 위해 자신에게 집중한다는 의미는 무엇일까?

자기 삶을 돌아보는 것이다

암에 걸리고 나면 가장 먼저 다른 암 환자들이 하고 있는 방법들에 눈을 돌린다. 타 환자들의 치료법에 관심을 기울이는 것도 좋다. 하지만 질병을 유발한 자기 삶을 돌아보고 개선하려는 겸손함과 적극성이 치유에 있어 가장 중요하고 우선적으로 해야 할 일이다. 이는 제대로 된 치유를 시작한다는 중대한 의미가 있다. 자기 삶을 돌아보면 자신이 왜 질병에 걸릴 수밖에 없었는지 깨닫게 되고, 그 원인을 뿌리째 뽑으면 내 몸 안의 의사는 신명 나게 일을 하기 시작한다. 후회하라는 게 아니라, 반성하고 반면교사로 삼으라는 말이다. 후회만 하고 그 자리에 그냥 머무른다면 자신을 찌르는 행위지만 새로운 기회로 삼기 위한 반성은 치유의 활력소가 된다.

타인을 향한 시선을 내게 돌리는 것이다

환자들(특히 암 환자들)을 보면 공통점이 있다. 타인을 너무 의식해서 자기감정을 잘 드러내지 못하고 자기 안에 쌓아둔다. 싫어도, 원치 않아도 꾹 참고 다른 사람부터 먼저 배려하는 사람들이 병에 잘 걸리고 잘 낫지 않는다. 배려는 아름다운 일이다. 그러나 배려가 지나친 나머지 자신에게 칼을 찌르고 있다면 그런 배려는 모두를 망치는 길이다.

그리고 타인을 향한 분노나 불편한 감정이 큰 사람이 많다. 금전적인 문제라든지 성격적인 문제로 인한 배신감, 섭섭함 또는 억울함 때문에 감정을 쉬 내려놓지 못한다. 상대를 향한 부정적인 감정은 자신에게 다시 돌아오는 부메랑이 된다. 타인을 위해 용서하지 말고, 자신을 위해 타인을 용서하라. 타인을 향한 감정의 골을 스스로 풀지 못한다면 치유는 쉽지 않다. 타인에게 보낸 선한 기운은 내게 선한 기운으로 되돌아온다. 이것이 자연의 법칙이다. 또 타인의 시선과 평가에 지나치게 민감하다. 착한 아내, 착한 며느리, 신사임당 신드롬 등 '나를 어떻게 바라볼까' 하는 타인의 평가에 매우 민감하다. 만약 몸을 꾸미고 싶다면 다른 사람을 의식해서가 아니라 자기만족을 위해서 하라. 그러나 자신을 위한 화장이라 여겨도 결국 타인의 평가에 흔들리기 쉽다. 평가에서 자유로워지는 게 상책이다.

내 몸이 표현하는 증상이 무엇을 원하는지 집중하라

증상은 잡아서 없애라고 내 몸이 표현하는 게 아니다. 증상은 무언가 지금 부족하다는 것을 알려주는 내 몸의 신호다. 예를 들어 입맛을 떨어뜨리는 것은 일단 먹지 말기를 바라는 몸 안의 의사가 내린 처방이다. 이 신호를 무시하거나 잘못 대처하면 병은 더 깊어진다. 그렇다고 예민하게 반응하진 마라. 부족한 부분을 바꾸고 채워가면서 치유의 확신을 갖고 기다리면 증상은 사라진다. 물론 너무 괴로울 땐 증상을 적절히 조절하는 것도 크게 나쁘지 않지만, 그때는 좀 더 깊이 어제의 삶을 들여다보는 집중력을 발휘해야 한다.

나 자신이 자연의 일부임을 기억하자!

사람들은 힘이 들면 무조건 쉬려 든다. 힘들다는 것은 힘이 달린다는 의미이기도 하지만 힘을 더 길러야 한다는 의미이기도 하다. 힘에 부치더라도 아주 과로한 상태가 아닐 경우, 낮 동안에 가능한 한 살살이라도 움직이고 햇볕을 쬐려는 의지가 더 중요하다. 낮시간은 몸을 움직이라는 시간이다. 자연의 흐름에 내 몸과 마음을 집중시켜야 한다. 나 자신도 자연의 일부이기 때문이다.

자신의 몸 상태와 한계에 집중하라

몸이 조금 좋아지면 무리하는 분들이 가끔 있다. 몸 상태가 조금 좋아졌다고 동료에게 우쭐해 보이거나 또 동료에게 지지 않으려고 억지로 참는 행위는 모두 자살행위다. 특히 암 환자라면 평소 자기 패턴보다 너무 큰 폭으로 상향 조정하지 말아야 한다. 다른 사람들의 페이스에 말리면 안 된다. 자기 스스로 할 수 있는 활동량과 활동 강도, 음식의 양과 종류를 결정할 때는 타인의 시선을 살필 게 아니라 자기 몸 상태를 들여다보아야 한다.

자만 역시 타인에게 잘 보이려는 행위와 같다. 그 여파는 꽤 오래간다. 나도 내 몸 상태를 고려하지 않고 갑자기 무거운 짐을 들면 삐끗한다. 내 환자들 역시 이런 경험을 한두 번씩 하고 나서야 그러면 안 되겠구나 하고 깨닫는다. 비록 초기 위암 환자였지만, 7년 이상 잘 지내고 있는 분의 활동 철학이 생각난다. "좀 무리겠다 싶으면 아무리 좋은 산책로라도 되돌아온다."

자신의 최대 능력에 집중하라

거꾸로 자신의 능력을 평가 절하하려는 경향도 있다. '힘들 거야', '안 될 거야' 하고 괜히 지레짐작하여 그 자리에 그냥 서 있으려고 한다. 그러나 내 몸이 해낼 수 있는 힘은 생각보다 무척 크다. 어제보다 오늘, 아니면 지난주보다 이번 주에 한 발씩이라도 더 내딛도록 하자.

통증 등 증상에 집중하지 말고 내 삶에 집중하라!

보통 아프면 '이거 재발한 건가?', '암이 더 퍼진 건가?' 하고 불안해하며 당황한다. 물론 당혹스러울 것이다. 하지만 그때 거기에만 매달리면 그 증상에서 벗어날 수 없다. 증상을 잊기 위해, 또 증상을 가라앉히기 위해 억지로라도 웃거나 걷거나 노래라도 부르라. 미안하다고, 앞으론 내 몸을 잘 위하겠다고 소리치면서 진실된 마음으로 울어라! 자기 병을 잊기 위해 무리하지 않는 선에서 건강한 일(봉사 활동)을 찾고 텃밭을 일구어라. 이렇게 삶을 바꾸는 동안 통증은 가라앉고 질병은 사라진다.

자기 몸과 상황의 특성에 집중하라!

'이게 좋다, 저게 좋다' 하는 주장들이 참 많다. 심지어 상반되는 주장도 있다. 누군 싱겁게 먹으라 하고 또 누군 죽염요법을 내세운다. 1일 2식의 경우에도 아침을 거르는 방법이 있고, 저녁을 거르는 게 좋다는 분들도 있다. 이런 상반된 내용에 당황하지 말고 원칙을 생각하라. 원칙은 어느 한쪽에 치우치지 말고 중용을 지키라는 의미이고, 또한 탐식이나 과식 또는 과욕을 내려놓으라는 이야기다. 그리고 나서 자기 몸과 상황을 먼저 점검하라. 그러면 자신에게 가장 합당한 것이 무엇인지, 어떻게 해야 하는지 어렵지 않게 찾아낼 것이다.

눈앞의 모든 것에 감사하라

오늘 살아 있음이 고맙고, 움직이고 있음에 진심으로 기뻐하자. 잘 버텨주고 다시 힘을 내려고 움직이는 내 몸에게 미안함과 고마움을 눈물과 함께 전하자. 지금 먹는 이 음식이 얼마나 고마운가, 자신이 직접 길러 먹는 소박한 음식에 만족하라. 가족과 이웃에게 감사하자. 그리고 내일 감사하려 하지 말고 오늘, 눈앞의 모든 것에 감사하라!

이제 자신부터 사랑하자. 자신에게 집중하면 할수록 올바른 처방을 내릴 수 있는 기회가 더 커진다. 집중하는 힘을 통해 여러분은 자신의 주치의로 거듭날 수 있다. 자신에게 집중하는 힘이 커질 때 마음의 평화도 커진다. 자신을 향한 집중력이 커질 때 타인을 진정 용서하고 사랑할 수 있게 된다. 당신은 사랑받을 자격이 충분하고 행복할 권리가 분명히 있다. 자신을 사랑하라! 타인을 위하기 전에.

아프고 불안하니까 웃자!

포기하지 않고 나름 치료는 열심히 받는데 잘 낫지 않는 분들이 있다. 주로 심리적 문제 때문이다. 이들에게는 공통점이 있다.

대체로 착한 사람들이다. 착하다는 것은 자기표현을 거의 하지 않는다는 뜻이다. 이들은 솔직한 자기표현에 인색하다. 남에게 좋은 평가를 받는 것이 몸에 배어 있어, 옳지 않거나 하기 싫은 일도 내색하지 않고 스스로 괴로워한다. 문제는 마음의 응어리를 풀지 못한 채 가슴에 묻어둔다는 점이다. 참고 또 참다 보니 화가 쌓이고, 쌓인 화를 풀 길이 없으니 자기 몸으로 폭발한다. 아니면 우울증 등 마음으로 갉아먹는다.

지나치게 깔끔하고 계획적인 완벽주의자이면서 동시에 뜻대로 안 되었을 때 자신을 학대하고 세상을 탓하는(주로 그것도 속으로) 유형이 있다. 그때마다 초조해하고 불안해하면서 자기 몸에 화를 쌓는다.

스스로 하기보다는 남이 해주길 바라는 의존형 또한 잘 낫지 않는다. 환자니까 특별 대우를 원하고 자기 뜻대로 안 되면 섭섭해하거나 분노한다. 남 탓을 잘하고 쉽게 용서하지 않는다. 새로운 변화에 주저한다. 약을 끊으면 불안해한다. 새로운 증상에 지나치게 예민하고 외부 탓을 잘한다(너 때문이야! 병원 때문에! 약을 끊으라고 해서!). 귀가 얇아 다른 사람의 말에 잘 흔들리고 질병, 증상, 약에 집착하여 불안한 마음을 내려놓지 못한다.

쉽게 자만해지는 유형도 여기에 속한다. 조금 좋아진다 싶으면 우쭐하여 오버 페이스하거나 쉽게 옛 생활로 돌아간다. 남의 잘못을 크게 부풀리고 자기 실수는 보지 않으려 한다. 다른 이의 소중한 충고를 귓등으로 흘리거나 싫어한다. 자신이 변하려 하기보다는 남이 변하길 바란다.

진심으로 감사하는 데 인색하고 쉽게 만족하지 못하는 유형도 치유에 이르기 힘들다. 얼굴에 그늘이 자주 보이고 모든 면에서 불만이 많다. 긍정적인 면은 잘 보지 못하고 부정적인 면만 크게 보고 투덜댄다. 의사 등 힘 있는 사람 앞에선 웃으며 고분고분하다가 만만한 가족이나 직원에겐 불평을 터뜨린다.

환자와 상담해보면 얼추 알 수 있다. 병세가 빨리 좋아질지 아니면 더딜지를. 얼굴 표정과 태도, 마음가짐, 가족이나 병원에 대한 반응을 보면 답이 보인다. 음식, 환경, 산책은 물론 대체요법 등 외적 요인은 중요하다. 그러나 치유를 완성하고 유지하는 핵심은 환자 본인의 마음이다. 외적 요인은 마음과 연결되어 있다. 같은 음식 앞에서, 함께 숲 산책을 나서도, 야현요법이나 개똥쑥, 비타민 C 주사를 맞으면서도 얼마만큼 감사하는 마음이 크냐에 따라 치유는 확 달라진다.

아프니까 웃자!
불안하니 웃고 긍정적으로 생각하자!
거울 보며 웃고, 마음의 거울을 보고 미소 짓자!
급하게 반응하지 말고 느긋하자! 그러나 꾸준히 움직이자!
할 말은 참지 말고, 그러나 담담하게 자기 마음을 전하자!
그리고 자신을 위해 타인을 용서하고 너그럽게 품어주자!
눈물로 지난 삶을 회개하고 조금씩이라도 변화시켜나가자!
자기의 단점, 문제점, 부족한 점을 인정하되, 그런 자신조차 사랑하자!
잠을 자면서도 감사하고 감사하는 꿈을 꾸자!

완치에 이른 사람들의 밝은 모습을 떠올려보라. 그들은 원망, 불평, 걱정하는 마음을 내려놓았다. 아팠기에 웃었고, 짜증 났지만 감사했고, 섭섭했지만 용서했다. 가망이 없다는 말에 절망스러웠지만 하늘에 모든 걸 맡기고 주어진 하루를 감사히 여기며 최선을 다했다. 그러면서 자신감을 키워나갔다. 고통과 괴로움을 잊기 위해 건강한 활동(텃밭, 봉사, 몸풀기, 청소, 명상, 복식호흡 등)에 집중했다. 짜증 나는 일을 보지 않기 위해 자연으로 돌아갔고, 보고도 가볍게 넘겼다. 가족과 이웃 그리고 하늘, 땅, 공기, 햇볕, 나무, 풀과 꽃 등 자연에 감사했다.

완치에 이른 그들도 처음엔 그렇지 않았을지 모른다. 하지만 그들은 바뀌었다. 억울한 일이나 섭섭한 일이 없으면 용서할 일도 없다. 바뀔 이유가 있음을 알려준 것은 질병이요, 그것을 기꺼이 받아들인 결과로 치유의 축복을 누렸다. 치유는 정적이지 않다. 올바른 길을 향해 끊임없이 진화하고 변화하는 것이 치유다. 살아 있는 생명체는 움직인다. 지금 이 순간, 자연치유의 깃발을 향해 기어서라도 움직이자. 눈앞에 펼쳐진 불만스러운 현상과 증상에 연연해하지 말고 그냥 기쁨과 감사의 춤을 추자! 몸으로, 마음으로. 자기 자신을 위해 감동의 물결이 출렁이게 하라! 웃음의 물결을 일으켜라!

치유를 원한다면 삶을 바꿔라

부상을 당하거나 질병에 걸리면 당신은 무엇부터 할 것인가? 다리를 삐면 '침을 맞아야 하나, 물리 치료를 받아야 하나?'부터 생각한다. 당뇨병에 걸리면 당뇨약을 처방받아야 할지 누에 가루 또는 프로폴리스를 먹어야 할지부터 생각한다. 암으로 판정받으면 더 용한 병원과 의사를 찾아 매달리거나 좀 더 관심 있는 분들은 건강식품, 약초, 단식 등 대체요법에 눈을 돌린다. 물론 이런 방법들은 치유에 도움을 준다. 그러나 이것에만 매달리면 치유에 이르지 못한다. 이것들은 치유의 전부가 아니다. 치유의 작은 부분에 불과할뿐더러 일시적이다. 먹는 동안, 치료를 받는 동안만 효과를 볼 뿐이다.

시한부 인생을 선고받았지만 현명한 환자나 보호자는 치유의 기적을 이룬 사람들을 찾아다니며 '어떻게 무엇을 해서 나았나?' 알아본다. 이곳저곳을 두루 거쳐 우리 병원에 입원한 암 환자들은 말한다. 자연 병원이나 자연 요양원에서 프로그램에 따라 생활할 때는 몸이 상당히 좋아지는 것을 느꼈다고. 그렇다. 프로그램에 따라 또는 스스로 짜놓은 규칙적이고 건강한 생활을 기쁘게 했다면 그땐 그만큼 좋아진다.

병이 들면 참기 어려운 고통 때문이겠지만 다행히 자연치유적 삶으로 자연스럽게 조금이나마 옮겨간다. 가장 단순한 질병인 감기에서 벗어나려면 하루 이틀이라도 술과 과로로 이끄는 회식 자리를 피해야 하고 푹 쉬고 덜 먹는 등 삶의 변화를 주어야 회복된다. 만성 질환은 하루 이틀의 어설픈 변화로는 어림도 없다. 당뇨병은 제대로 된 현미밥 채식과 적절한 활동 그리고 알맞은 숙면 등으로 2주 정도면 대부분 고혈당이 잡힌다. 암은 더 철저하게 삶의 변화를 주어도 수개월 이상 걸린다. 그리고 그 삶을 쭉 이어가야 재발 없이 건강한 삶을 누릴 수 있다.

약이나 주사 등 특별한 치료법만을 염두에 두고 온 환자에게 그동안 살아온 삶이 질병의 원인이므로 스스로 삶을 바꾸어야 한다고 말하면 대부분 어안이 벙벙한 표정을 짓는다. 술 상무를 해야 하고 스트레스를 받는 직장 생활이 문제라는 게 밝혀져도 '어떻게 하란 말인가?' 하고 난감한 표정을 짓는다. 이제까지 살아온 삶에 대해 진지하게 생각해본 적이 없어 그런 것 같다.

세상에는 참으로 다양한 삶이 있다고 말한다. 남자로서의 삶과 여성으로서의 삶, 학생으로서의 삶과 직업인으로서의 삶, 의사로서의 삶과 간병인으로서의 삶 등 관점에 따라 삶은 수없이

나뉜다. 하지만 아무리 많아 보여도 내 눈엔 단 두 개의 삶만 보인다. 앞서 살핀 네 가지 치유 요소(음식, 환경, 신체 활동과 쉼 그리고 마음)에 따라 나뉘는 병 만드는 삶과 치유적 삶, 이 두 삶 사이에 우리 모두는 놓여 있다.

삶의 변화를 줄 때 치유가 시작된다

자연치유적 삶의 가치를 받아들이고 삶의 변화를 줄 때 비로소 치유가 시작된다. 자연치유적 삶이 더 풍성하게 유지될 때 치유는 완성된다. 지금보다 한발 한발 더 내디뎌야 한다. 삶을 바꾸는 일을 한시적으로 끝냈다면 치유는 그 자리에 머물러버린다.

물질적 욕심을 조금 내려놓고 산골짜기로 이사해 텃밭 농사를 지으며 맑은 공기를 마시고 건강한 음식을 먹고 지낸다 해도 병원 일과 환자 치유 그리고 글쓰기에 쏟는 마음이 지나쳐 긴장과 걱정 속에 지낼 때 나 역시 변이 묽어지거나 속이 쓰리고, 불면증이나 부정맥 등이 나타난다. 이 상황을 직시하고 마음을 내려놓으려 명상과 기도를 하면서 일찍 자고 부족한 신체 활동을 텃밭 일로 보충하고 야채 비율을 높이고 오래 씹어 먹는 등 습관을 바꾸면 증상이 가라앉는다. 그러나 마음 내려놓기가 생각대로 잘 되지 않을 땐 종종 새벽녘에 눈을 뜨게 된다. 자연치유적 삶으로 완전히 변하지 못한 대가다. 이 상황을 끝내 벗어나지 못한다면 나도 쓰러진다.

상대적으로 숲 산책하기 알맞은 공기 좋은 곳에 위치하고 건강한 먹을거리가 제공되는 우리 병원에 입원한 암 환자라도 완벽주의적이거나 소심한 성격을 버리지 못한다면 치유에 이르지 못할 수도 있다. 자연 건강 프로그램에 따라 몇 주간 열심히 따라 할 때는 좋아지다가도 그 생활을 멈추면 치유 역시 멈추어버린다. 오늘 24시간 중 얼마나 길게, 같은 시간 같은 일을 하더라도 얼마나 알차게, 얼마만큼 긍정적으로 보내느냐에 따라 그리고 이 하루가 내일 또 이어지느냐에 따라 삶의 완성도가 결정된다.

아무리 낙천적이고 성격이 좋아도 뚱뚱해지고 고지혈증을 유발하는 육체적 게으름과 탐욕적 음식을 지나치게 많이 섭취하는 생활 습관을 바꾸지 않는다면 끝내 뇌졸중이나 심장병으로 쓰러진다. 다행히 그 사실을 깨닫고 이러한 생활 습관을 고쳐 치유에 잠시 이르더라도 나태해져 다시 옛 습관으로 되돌아간다면 그땐 보다 더 심각한 상황에 직면한다.

그러나 중증 질환에 걸리고도 삶의 변화를 주지 못하는 사람이 생각 외로 많다. 특별한 치료법을 찾기 전에 자기 삶을 먼저 돌아보는 사람은 드물다. 그래서 많은 사람들이 특별한 치료법에 의존하다가 치유에 이르지 못한다. 애석하게도 끝까지 치유를 유지하는 사람은 드물다. 주치의를 수십 명씩 거느리고 있어도 삶을 바꾸지 않으면 무용지물이다. 격무를 계속하면서 나을 수 있는 사람은 아무도 없다. 신비의 명약을 갖고 있어도, 수술의 대가인 명의를 만났어도 자기 삶에 변화를 주지 않으면 치유는 불가능하다. 도시에서 주말 텃밭 활동을 하고 베란다에 채소를 길러 먹고 환기를 자주 시키고 걷고 청소하는 삶으로 바꾸어야 한다. 더 나아가 탐욕과 과로 그리고 스트레스를 멀리하고, 혀끝의 만족을 멀리하고, 타인을 부리는 게으름의 현대 문명 생활을 멀리하면서 무엇이든 아끼는 소박하고 자연적인 삶을 완성시켜야 한다.

별생각 없이 머물렀던 병을 만드는 삶에서 발길을 돌려 자연치유적 삶을 향해 끊임없이 나아갈 것인가, 아니면 그 자리에서 여전히 뭉그적거리며 머물 것인가? 자연치유적 삶에 대한 가치를 충분히 이해하고 받아들여 굳건히 실천해나가는 삶을 살아갈 것인지 말 것인지를 이제 우리는 선택해야 한다. 자연치유적 삶으로 발길을 돌린다면 병을 만드는 삶으로 인해 억눌리고 지쳐 있던 우리 몸 안의 의사, 즉 자연치유력을 힘차게 깨워줄 것이다. 치유는 삶이며, 삶을 만들어가는 여정이 곧 치유다. 치유는 당신이 선택한 삶의 당연한 결과이자 선물이다.

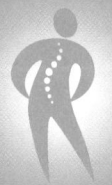

Part_3

암도 나을 수 밖에 없는 이유

치유 안 되는 병은 없고
치유를 포기하는 삶만 있다

　감기처럼 가벼운 질병을 제외한 고혈압, 당뇨병 등 만성 질환은 평생 관리해야 하는 질병으로 대부분 알고 있다. 또 암이나 희귀 질환은 치유 가능성이 희박한 무서운 질병으로 알고, 치매나 뇌졸중은 정상적인 삶이 불가능하다는 생각에 끔찍한 일로 여긴다. 전문가인 의사들이 그렇게 말했으니 치유되는 병이 별로 없다고 생각할 수밖에. 하지만 나는 그렇게 생각하지 않는다.
　이 세상에 치유 안 되는 병이 과연 얼마나 될까? 모든 질병을 다루기는커녕 임상 경험도 부족한 내가 이런 판단을 내릴 자격이 모자랄 수 있다. 그러나 확실한 치유의 길을 깨달았으며, 또 환자들을 통해 확인하고 있으므로 거의 모든 질병은 치유된다고 감히 말한다. 아무리 둘러봐도 몇몇 선천성 희귀 질환을 **빼면** 찾아보기가 어렵다. 치유를 포기하지 않거나 치유의 길이 아닌 엉뚱한 곳에서 헤매지만 않는다면 누구나 치유된다. 심지어 선천성 희귀 질환도 치유가 불가능하지는 않다. 질병의 원인을 뿌리 뽑을 수 없는 경우 몸의 다른 부분이 그 역할을 대체한다면, 적어도 생활하는 데 큰 불편을 느끼지는 않게 된다. 결국 거의 모든 질병은 치유되며, 치유 안 되는 병은 없다고 말할 수 있다. 내가 잘나서가 아니라, 우리 몸속의 자연치유 능력이 그만큼 크기 때문이다.

그러나 현실은 어떤가? 치유에 이르지도 못하고 고생은 고생대로 하다가 생을 마감하는 사람이 왜 이리 많을까? 그것은 치유를 포기했거나 엉뚱한 곳에서 헤매기 때문이다. 치유를 포기한 사람은 한마디로 삶의 의욕을 잃어버려 더 이상 살아야 할 이유가 없다고 여긴다. 살아야 할 이유가 없으니 나아야 할 이유도 없고 오히려 빨리 이 세상을 떠나고 싶어 한다.

다행스럽게도 삶을 포기한 분들은 그리 많지 않다. 대부분은 오랫동안 호전 없이 고통 속에 살아왔다. 나을 수 있는 방향과 희망을 찾을 수 없어 체념한 듯하지만, 아직까진 치유를 포기하지 않았다. 그렇기에 치유 가능성이 아주 크다고 할 수 있다. 이제부터 시작이다. 질병의 원인을 찾아 제거하면 된다. 육식이나 인스턴트 등 해로운 음식을 끊고 자연의 기운을 맞으며 적당히 움직이고 잘 자고 편안한 마음으로 치유적 삶을 살면 누구나 치유된다.

문제는 이렇게 산다는 것이 '말이 쉽지!' 하며 지레 포기하려 한다는 데 있다. 치유를 포기하는 삶이란 단지 나을 의욕을 상실한, 삶 자체를 포기한 것만을 뜻하지 않는다. 낫고자 하는 열망만 있고, 삶을 바꾸는 일을 등한시하는 것 역시 치유를 포기하는 삶이다. 당뇨병 환자가 말로만 현미밥 채식과 운동을 해야지 하고 약이나 챙기면서 아무런 삶의 변화를 주지 않는 것도 마찬가지다.

암 환자들은 그나마 철저하지 않더라도 현미밥 채식, 숲 산책 등 물질 환경에 변화를 주는 정도는 받아들인다. 그러나 대부분 거기에 머물러 있다. 공해에 찌들고 스트레스가 넘쳐나는 도시를 떠나 자연치유에 온전히 몸과 마음을 내맡기는 데까지 나아가려는 사람들은 그리 많지 않다. 그러니 완치에 이르는 사람이 적을 수밖에. 따라서 이 정도에 머무는 것 또한 치유를 포기한 것과 다름없다.

이런 분들을 보면 스스로 치유하려 하지 않는 경향이 있다. 자신을 돌아보고 지나온 삶을 점검하기보다는 타인이나 특정한 물질에 의존하려고만 한다. 또한 치료는 의사나 전문가가 하는 것이라는 믿음이 강하다. 치유의 길을 걸어가는 사람 곁에 평생 살거나 특효 물질을 평생 끼고 살면 혹시 치유할 수 있을지도 모르겠다. 하지만 그런 경우는 없거니와 설령 있다 해도 많은 돈과 큰 대가를 치러야 한다.

이런 성향은 의존 자체에도 문제가 있지만 또 다른 문제를 야기한다. 바로 남 탓으로 이어진다. 20년 이상 인슐린에 의지하고 온갖 자연요법과 요양원 등을 전전하다가 우리 병원에 입원한 환자가 바로 그런 경우다. 이분은 당뇨병에 관한 자연요법과 치료법에 대해 모르는 게 거의 없다. 이런저런 요법을 말하면 척척박사다. 그럼에도 스스로 자기 몸에 합당한 치유의 길을 찾아보려 하지 않는다. 여전히 '어디 한번 치료해봐!', '낫는가 지켜보지!' 그러면서 과거에 자신을 치료했던 의료 관계자들과 그들의 이론을 가소롭다는 듯 비웃는다. 그들의 거짓말과 과장, 무능함을 원망하고 분노한다. 안타깝게도 그것으로 끝이다. 자기 몸을 치유하는 데 자기 역할을 우습게 생각한다.

치유의 첫 단계는 성찰과 변화

자연치유는 과거의 병을 만드는 삶의 모습과 태도, 즉 질병의 뿌리를 잘라내는 것이다. 따라서 치유의 첫 단계는 자기 잘못을 반성하는 '성찰'과 '변화'다. 이 과정이 생략되면 치유는 불가능하다. 스스로 성찰할 수 없는 아이나 치매 환자라도 잘못된 것을 버려야 한다. 아이들과 치매 환자를 치유하려면 부모와 보호자들이 올바른 길을 걸어가야 한다. 물론 치유의 길로 들어선 초기엔 의존하고 의지하는 것도 필요하다. 그러나 결국엔 홀로 서야 한다. 치유는 남이 대신해주지 않기 때문이다. 그래서 스스로 '자(自)', 자연치유다. 하늘은 스스로 돕는 자를 돕는다. 하늘 아래 자연 역시 스스로 돕는 자에게만 축복을 허락한다. 함께 걸어가고 함께 어깨를 부축해서 갈 수도 있다. 하지만 어디까지나 자신이 걸어가야 한다는 마음을 키워야 한다. 억지로 끌려가서는 얼마 못 가 더 큰 낭패를 보기 일쑤다.

중병에 걸려 음식을 바꾸고 심지어 시골로 이사해도 여전히 이 세상과 가족에게 마음이 쏠려 있는 분들이 많다. 이는 건강한 마음이 아니며, 자연치유적 삶의 태도가 아니다. 이런 병을 만드는 마음을 유지한 상태에선 치유에 이르기 어렵다. 세상 근심을 내려놓는 긍정적이고 건강한 마음이야말로 치유의 필수 조건 중 하나다.

내가 상담했던 분들 가운데 첫 상담 중인데도 불구하고 휴대폰으로 자녀를 챙기는 환자분이 떠오른다. '그 마음'을 내려놓지 않으면 치유가 어렵겠다는 생각을 전했다. 그러자 고개를 끄덕였지만 몸이 조금 좋아지면 아이들 걱정에 서둘러 집으로 돌아갈 생각부터 하길 몇 년, 끝내 돌아가셨다. 자기 몸 하나 건사하기도 어려우면서 이 세상의 짐(아이와 가족)을 혼자 짊어지려 하니 참으로 안타까울 뿐이다. 아이들과 가족에게 결국 큰 슬픔만 남긴 게 아닌가? 그분은 자신의 바람과 정반대의 결과를 얻는다는 사실을 알고 선택한 것일까?

다시 한 번 강조하지만, 치유를 포기하는 삶에 치유는 없다. 자연의 순리, 자연의 법칙을 거스른 자는 누구나 그 대가를 치러야 하며, 대자연의 품으로 돌아오는 자는 치유의 축복을 얻는다.

암 치유 확률이
낮은 이유

    암이 우리나라 국민의 사망 원인 1위로 올라선 지는 이미 오래됐다. 2010년 기준으로 남성은 다섯 명 가운데 두 명(37.9%), 여성은 세 명 가운데 한 명꼴(32.7%)로 암에 걸린다. 암으로 인한 사망자 수는 28.2%로 네 명 중 한 명 이상이다. 갖은 애와 많은 돈을 썼음에도 결과는 재발로 고생하다가 차디찬 영안실로 향하는 것이 현실이다. 암을 지닌 채 또 다른 동반 질환(뇌혈관 질환, 당뇨병, 심근경색증 등)으로 사망하거나 자살한 암 환자 10%를 포함하면 암 치유 확률은 '제로'에 가깝다. 그 이유는 무엇 때문일까?

암에 대한 두려움 때문이다
    암이라는 진단은 지금까지 겪어본 것 중에서 가장 충격적이고 대변혁적인 사건이다. 암 선고는 예후와 상관없이 환자의 자아상을 바꾸며, 가정과 직장에서의 역할에 변화를 불러온다. 가장 빠르게 진행되는 암으로 알려진 췌장암이나, 울혈성 심부전의 첫 증상이 나타난 대동맥판 협착증 환자의 예후(생존 기간)는 약 8개월로 비슷하다. 심장 질환을 가진 환자는 질병에 걸린 장기를 가졌지만 평상시처럼 생활한다. 하지만 그와 대조적으로 췌장암 환자는 자아상이 완전히 바뀔 뿐만 아니라 가족이나 누구든 병에 대해 특별하게 인식한다. 모든 종류의 통증에 절망한다. 암 환자는 단지 신체의 일부가 아니라 그 자신이 질병에 이환된 느낌을 가진다.(《해리슨 내과학》 참조)

이렇듯 암에 대해 부정적이고 두려워하며 떨기만 한다. 당사자보다 주변에서 더 야단이다. 무거운 분위기는 곧바로 환자에게 전달되어 환자 역시 덩달아 가라앉는다. 하지만 담담해져야 한다. 냉정해져야 한다. 암에 대해 올바로 이해하고 대처한다면 그리 어려운 질병이 아니다. 암에서 자유로운 사람들은 오히려 암이 고맙다고 말한다. 심한 감기에 걸린 것으로 생각하라고 충고한다.

암에 대한 성질과 남은 수명에 대한 이해가 부족하다

사람들은 수명을 연장하기 위해 무언가를 찾는다. 그러나 우리는 수명을 연장시킬 수 없다. 대신 남은 수명을 필요 이상으로 깎아먹지 않는 것이 중요하다. 암세포가 생존하기 위해서, 또 우리 몸이 암세포를 제거하기 위해서는 정상인보다 에너지를 더 많이 소모한다. 따라서 암 환자의 하루는 정상인의 며칠 또는 몇 주에 해당한다. 천천히 진행되는 갑상선암이라도 모두가 천천히 진행되는 것은 아니다. 따라서 모든 암 환자는 일단 시간적 여유가 별로 없다고 생각해야 한다.

그렇다고 조급해하는 것 역시 치유에 도움이 되지 않는다. 오히려 치유에 방해가 될 뿐만 아니라 그릇된 결정을 내릴 가능성이 높다. 누가 이것이 좋다 하면 그쪽으로 갔다가, 또 다른 누군가 저것이 좋다 하면 다시 그쪽으로 휩쓸려 왔다 갔다 하면서 시간을 허비하는 경우가 많다. 바로 이것이 문제다. 대부분 아직은 넉넉하다. 이제부터라도 덜 깎아먹는 올바른 길을 걷는다면 생각 이상으로 짧지 않다. 아주 활짝 열어놓고 집중하라. 그럴 때 비로소 올바른 길이 보인다.

암 치유를 위한 정확한 과녁을 놓치고 있다

제대로 여문 콩을 수확하려면 콩대는 그대로 두고 잡초를 뽑는 김매기를 해야 한다. 당연한 이야기라고? 그런데 이렇게 당연한 이야기가 현실에선 그렇지 못할 때가 많다. 콩인지 잡초인지 구분 없이 모두 뽑아버리는 치료법들이 있다. 항암 치료나 방사선 치료가 그와 비슷하다. 물론 암세포만 겨냥한다고 말하지만, 주변으로 튀어오르는 엄청난 파편 때문에 주변 조직 역시 크게 손상을 입는다. 암세포를 완전히 제거하면 무엇 하나? 사람의 생명이 위독하다거나 남은 수명을 심각하게 깎아먹는다면 결국 쓸데없는 일을 한 셈이 되고 만다.

이제부터 파편이 튀지 않는 치유의 길을 찾기 위해 정확한 타깃(암의 원인)에 대해 살펴보겠다.

한때 의학계에서는 암의 가장 큰 원인으로 나이, 유전, 인종을 꼽았다.

암의 주원인이 '나이', '유전'이라고?

늙어갈수록 암 발생 위험이 증가하기 때문에 판단한 것이지만, 현재는 젊은 사람에게서도 암이 자주 발생한다. 심지어 20대 젊은 여성에게서 거대 유방암이 발견된다고 경고하면서도 방송에선 여전히 나이가 주요인이라고 말한다. 당연히 나이가 주원인이 아니다.

늘 말하지만, 장수촌에서 암 환자를 발견하기란 가뭄에 콩 나는 정도에도 미치지 못한다. 또 정말 나이가 주원인이라면 아무리 잘 치료해도 나이는 계속 더 먹을 테고, 조만간 재발할 텐데 뭐 하러 쓸데없이 수술, 항암제 또는 방사선으로 우리 몸을 힘들게 하나? 나이가 원인이라는 말 자체는 자가당착에 빠질 수밖에 없는 주장이다.

하지만 걱정 마라. 나이가 주원인이 아니기 때문에 암은 나을 수 있다. 다음 표에서 볼 수 있듯이 암의 원인에서 나이라는 항목은 쏙 빠졌다.

국제암연구소와 《미국국립암협회지》에서 밝힌 암의 원인

원인	국제암연구소	《미국국립암협회지》
흡연	15~30%	30%
만성 감염	10~25%	10%
음식	30%	35%
직업	5%	4%
유전	5%	-
생식 요인 및 호르몬	5%	7%
음주	3%	3%
환경 오염	3%	2%
방사선	3%	3%

암의 주요인이 유전이라는 주장이 예전에는 방송에서 종종 되풀이되었지만 이젠 쏙 들어갔다. 위 표를 보면 《미국국립암협회지》에서는 아예 빠져 있다. 유전자 변형은 원인이 아니라 결과다. 여러 가지 암 원인을 우리 몸에 쌓은 결과로, 유전자 변형이 생긴 것이다.

또 한때는 인종이 주원인이라는 주장이 나오기도 했다. 동양계 사람은 위암, 중국인은 식도암, 서양인은 대장암이나 전립선암 발생률이 크기 때문에 나온 주장들이었다. 이 역시 결국 식생활 등 생활 습관과 환경의 차이에서 온 결과일 뿐이라고 밝혀지면서 역사의 뒤안길로 사라졌다.

왜 암은 낫지 않고 재발하는가?

    수술, 항암제, 방사선 치료에도 불구하고 암이 낫지 않고 재발하면 무척 당황한다. 당연히 치유될 것이라 믿고 몸과 마음 그리고 돈과 시간을 쏟아 부었는데 그야말로 황당하고 허탈하기 짝이 없다. 당장에라도 포기하고 싶고, 심지어 화가 나서 미칠 지경이다. 마루타로 임상 실험을 당하는 것 같다며 속상해한다. 하지만 병원이나 의사에게 그 탓을 돌려봐야 아무 소용이 없다. 그런 부정적인 태도와 남 탓을 하는 나쁜 기운은 오히려 몸을 더 힘들게 만들어 치유에서 한 발짝 더 멀어지게 한다.

    암이 재발하는 이유는 너무나 단순하다.

    첫째, 병의 뿌리가 그대로 남아 있기 때문이다. 자연을 잘 들여다보면 그 답이 쉽게 보인다. 바랭이라는 잡초는 번식력이 엄청나게 빠르고 강하다. 바랭이를 밭에서 제거하려면 먼저 뿌리째 뽑아야 한다. 작은 뿌리 쪼가리라도 남겨두면 또 자란다. 잎(암 덩어리)만 잡아 뜯는다고 없어지지 않는다. 오히려 살기 위해 더 깊이 뿌리를 내리고 옆으로 뻗어간다. 마치 암이 전이되는 것처럼. 또 바랭이 풀씨를 남겨두면 언젠가 또 자란다. 다시 말해 바랭이 뿌리와 싹을 틔우는 씨까지 제거해야만 그 밭에서 바랭이는 없어진다.

둘째, 토양을 바꾸지 않았기 때문이다. 씨를 완전히 제거하는 일은 자연 세계에선 불가능하다. 거친 황무지에서 잡초가 훨씬 잘 자라고 비옥한 땅에서 작물(자연치유력)이 잘 자란다. 치유의 원리도 마찬가지다. 건강한 사람이나 아이도 하루에 수천 개씩 암세포를 만들며 산다. 그러나 아직은 암 환자가 아니다. 왜냐하면 암을 이기는 힘(토양)이 아직 남아 있기 때문이다.

1972년생인 림프종암 환자는 6차 항암 치료를 시행한 뒤 완치 판정을 받았다. 하지만 2년 후 복부에서 암세포가 발견되어 다시 항암 치료와 조혈모세포 자가이식까지 한 끝에 완치 판정을 받았다. 그럼에도 1년 후인 2011년에 또 재발했다. 결국 그는 현대 의학적 치료를 포기하고 자연치유로 방향을 틀었다. 1984년생으로 20대 중반인 림프종 말기 환자의 경우도 위와 비슷하다. 24세에 진단을 받고 항암 치료를 여섯 차례 받은 후 CT 검사에서 완치 판정이 내려졌다. 예방 차원에서 방사선 치료를 34회나 받았는데도 3개월 후 또다시 림프종이 발견됐다. 그 후 방사선 치료와 재발을 네 차례나 반복한 끝에 병원 치료를 포기했다. 이런 예는 부지기수다. 풀(암)을 베어 훤해 보이지만 뿌리는 더 깊고 멀리 번져나갈 준비를 한다. 게다가 암세포의 복제, 퍼짐, 이동을 막아야 할 정상세포까지 손상을 입어 더 빨리, 더 멀리, 더 크게 번질 가능성이 커졌다. 그러니 재발을 막기 어려울 수밖에.

암의 뿌리는 암세포를 키우고 번식시키는 '생활 습관'과 '태도'다. 암은 빠르게 성장하고 복제하므로 설탕과 같은 정제 식품을 좋아한다. '동물성 식품, 생물 농축 물질(발암 물질), 중금속, 항생제나 성장 호르몬' 등으로 탁해지고 어두워진 신체 환경을 좋아한다. '도시의 공해 물질, 과로, 게으름, 탐욕, 질시, 남 탓, 무한경쟁, 밤샘 그리고 포기와 절망'이라는 환경에 환호성을 지른다. 이런 물질과 환경, 이런 부정적이고 탐욕스러운 태도, 즉 병을 만드는 삶이 암의 뿌리다. 이런 조건이 계속된다면 아무리 암 덩어리를 잘라내고 암세포를 지져도 소용없다. 암 덩어리는 뿌리가 아니라 하나의 열매에 불과하다. 하나의 열매를 거두어들인다고 해서 또 다른 열매까지 맺히지 않는 건 아니다. 뿌리를 제거하지 못하는 수술은 엄청난 스트레스이고, 방사선이나 항암제 등은 정상적인 세포가 활동할 수 있는 환경까지 파괴한다. 따라서 수술이 잘됐고, 항암제나 방사선 시술도 잘 마쳤어도 다시 재발한다.

암에서 자유롭길 바란다면 뿌리를 제거해야 한다

암에서 자유롭길 바라는가? 그렇다면 먼저 암의 뿌리부터 제거하고 땅을 바꾸어야 한다. 병을 만드는 삶에서 벗어나려는 데 집중해야 한다. 하지만 안타깝게도 많은 암 환자들과 가족들은 삶을 바꾸려는 정성이 상대적으로 약하다. 수술, 항암제, 방사선은 물론이고 온갖 대체요법에 대한 정보를 얻기 위해 심혈을 기울이는 반면, 삶의 태도와 습관의 변화에는 그리 큰 관심을 두지 않는다.

물론 많은 암 환자들이 현미밥 채식으로 식단을 바꾸고 걷는 등 여러 방면으로 변화를 주긴 하지만, 그 가치를 크게 생각하지 않기 때문에 인내심과 집중력이 떨어진다. 얼마 전 췌장암 환우회 모임에 참석해보니 이런저런 음식을 먹으며 환담을 나누고 있었다. 밥때가 지났으므로 아마도 간식일 듯싶은데, 잘 알다시피 간식과 외식은 위장은 물론 면역 기능을 순간적으로 떨어뜨려 암이 무척 좋아한다. 숲이 암 치유에 좋다는 사실은 알아서 종종 숲 산책을 하지만, 숲의 기운을 하루 종일 거저 누릴 수 있는 숲 가까이로 이사할 생각은 하지 않는다. 스트레스를 받으면 나쁘다는 걸 알면서도 여전히 자식이나 사업 때문에 그 자리를 맴돈다.

암을 치유하는 데 가장 중요한 이와 같은 삶의 치유적 가치를 보지 못하니 늘 불안에 싸여 정작 치유에 힘써야 할 자기 몸 안의 의사를 위축시킨다. 이제까지 병을 만드는 생활 습관과 태도를 쌓으며 살았기 때문에 암에 걸렸는데도, 암 발병 이후 여전히 그대로 산다면 재발로 치달을 수밖에 없다. 일회성이니 그리 큰 문제가 아니라고 치부할 수 있다. 물론 일회성으로 끝나면 별문제 없다. 그러나 이런 안이한 마음의 태도가 더 큰 문제를 불러 일으킨다. 흰쌀밥과 고기반찬 등 암 유발에 기여하는 식단이 제공되는 일선 병원에서 치료하고 검사받는 것을 당연하게 받아들이고, 항암제로 내 몸속 의사의 발목을 잡는 것으로도 모자라 자동차를 타고 멀리까지 나가서 외식하는 것을 대수롭지 않게 여긴다면 당연히 재발할 수밖에 없다. 중요한 것은 사소한 것 하나도 소중히 여기겠다는 마음가짐이다. 그 마음이 쌓일 때 우리 몸속 의사는 큰 힘을 얻어 병을 치유할 수 있는 것이다.

 암을 치유로 이끌고 재발을 막고 싶다면, 병을 만드는 삶에서 벗어나 건강한 삶(토양)으로 변화를 주고 습관화시키는 일에 집중해야 한다. 수술을 받든, 항암제나 방사선 치료를 받든, 아니면 대체요법이든 그리 절대적이지 않다. 치유냐, 재발이냐를 결정하는 것은 얼마만큼 자연치유적 삶에 가까워 있느냐에 달려 있다. 암으로부터 해방된 환우들에게서 그 모습을 확인해보라. 그들의 공통점은 자연치유적 삶의 토대가 굳건하다는 것이다.

스티브 잡스가
세상을 등진 이유

잘 알다시피 이 시대 최고의 CEO, 큰 별, 혁신의 아이콘, 천재적 마케터, 치밀한 전략가 등 온갖 수식어로 대변되는 스티브 잡스. 수많은 기업과 정부가 따라잡으려는 열풍의 진원지였지만 애석하게도 그는 지금 우리 곁에 없다. 이미 이 세상을 떠난 분을 다시 끄집어내어 왈가왈부하는 것이 그리 썩 내키는 일은 아니다. 그러나 그는 자신이 의도하지는 않았겠지만 떠나는 순간까지도 엄청난 파장을 일으키며 뒤에 남아 있는 환자들에게 충격을 주었다. 그가 떠난 후 수많은 암 환자들을 좌절감에 휩싸이게 만드는 기사가 넘쳐났다. 특히 대체요법이나 자연요법에 매진했던 췌장암 환자들에게는 두려움까지 안겨주었다. 그분의 투병 생활에 대한 분석이 남은 암 환우들에게 희망의 교훈이 된다면 하늘에서나마 기뻐하지 않을까 싶다.

'10대 암 중 췌장암 사망률 92.4%로 최고'

'잡스 사망케 한 췌장암 가장 무서운 암'

'췌장암의 5년 생존율 5%⋯⋯ 잡스, 8년을 견뎠다'

유명 신문의 기사 제목들이다.

그중에는 아예 노골적으로 대체요법과 자연요법을 비난하는 경우도 있다.

> 자유로운 영혼을 가진 채식주의자 스티브 잡스는 식이요법으로 자신의 암(癌)을 치료할 수 있을 줄 알았다. 그렇게 9개월의 시간을 낭비했고, 그사이 병세는 심각해졌다. 그는 최후의 순간, 진작 수술을 받지 않았던 자신의 선택에 후회하는 듯 보였다.
>
> — 전기 작가 월터 아이작슨

> 잡스의 대안 치료 선택이 조기 사망의 요인이 되었을 수도 있다.
>
> — 하버드 의대 램지 앰리 연구원

다른 신문도 대체로 비슷한 논조다. 이 기사를 보면서 대다수 사람들은 '의사의 말을 정말 잘 들어야겠구나', '수술할 수 있을 때 꼭 해야겠구나'라는 결론을 내릴 게 분명하다. 하지만 이 글을 접한 췌장암 환자들이나 대체요법과 자연요법에 매달렸던 환자들은 불안과 절망에 휩싸이지 않았을까 싶다.

또 위 기사를 보면 대체요법에 매달려 수술 시기를 놓친 것이 원인이라고 주장한다. 수술의 적기는 분명히 암을 발견한 당시였을지 모른다. 그럼 제때 수술하고 덧붙여 의사의 처방대로 예방적 차원에서 항암 치료와 방사선 치료도 했다면 모두 생존한다는 말인가? 그렇다면 현대 의학적 치료를 받고도 재발에 재발을 거듭하다가 우리 병원에 입원한 환자들은 수술 또는 항암제나 방사선 치료를 받지 않은 사람들이란 말인가?

얼마 전에 만났던 환자분에게 들은 이야기다. 그분의 조카가 우연히 검진을 받으러 갔다가 식도암 초기 상태에서 발견되어 수술을 했다. 그 결과 항암제나 방사선 치료조차 필요 없을 정도로 깨끗하다고 하여 안심하고 지냈는데 1년 뒤에 온몸으로 전이되어 바로 세상을 떴다고 한다. 참으로 안타깝기 그지없는 이야기다. 이렇게 재발한 예는 부지기수다. 과연 이분은 수술 적기를 놓쳐서 세상을 떴는가? 수술 적기가 완치의 적기라는 말은 아니다.

그렇다면 잡스의 선택에 무엇이 잘못되었는가? 대체요법을 안 해서? 식이요법을 안 해서?

잡스는 "배에 칼을 대고 싶지 않다"면서 식이요법으로 췌장암을 치료하려 했다고 했다. 가족들은 반대했지만, 잡스는 무시했다. 그러고는 채식, 침술, 약재, 인터넷에서 찾은 치료법에 의존했다. 잡스는 자신의 암세포와 정상적인 DNA 염기 서열 모두를 파악하고 있던 전 세계 20명 중 한 명이었다고 전기 작가는 전한다. 속된 말로, 치유를 위해 무슨 짓이든 다 했고, 특히 돈으로 살 수 있는 것은 모두 다 했던 이들 중 한 사람으로 보인다.

자연치유적 관점에서 본 잡스의 삶은?

잡스는 암과 싸우면서 가장 중요한, '살고자 하는 희망'을 한시도 버리지 않았음이 분명하다. 또 자연치유력을 높이기 위해 대체요법 등 갖가지 노력을 열심히 한 것으로 보인다. 그러나 '희망'은 세 가지 조건 중 하나일 뿐이다. 두 번째 '올바른 길'과 세 번째 '자기 스스로'라는 조건에는 크게 벗어나 있다. 즉 자연치유에 대한 믿음과 자연치유적 삶에서 크게 부족하다.

자연치유적 관점에서 본 잡스의 삶은 치유의 길에서 한참 벗어났다. 식이요법을 한 것으로 보아, 네 가지 보물 중 음식은 크게 문제 될 게 없어 보인다. 그러나 두 번째, 세 번째 보물인 환경 그리고 신체 활동과 쉼은 크게 부족해 보인다. 그는 암 환자였음에도 여전히 CEO 업무와 신제품 개발에 획기적인 업적을 남겼으니 아마도 사업장(콘크리트와 온갖 전자파)에 머무는 시간이 적지 않았을 것이고 신체 활동 역시 부족했을 것으로 보인다. 다시 말해 자연환경과 자연스러운 생활 리듬을 통해 치유의 힘을 최대한 얻는 일을 포기했다.

더 중요한 것은 마음의 평화를 잃어버렸다는 점이다. 최고의 카리스마라는 수식어 뒤에는 독단적이고 안하무인격이라는 평가도 뒤따른다. 최고의 엔지니어지만 직원들에게 무자비할 만큼 가혹하게 대한 최악의 경영자였다는 혹평마저 있다. 이런 그의 마음엔 평화가 깃들기가 어려워 보인다. 그는 도심 한복판에서 자동차와 콘크리트 벽에 둘러싸여 지내는 시간이 적지 않은 데다, 전자파를 많이 내뿜는 휴대폰과 컴퓨터 생산에 열을 올리며 사업 구상과 경쟁으로 스트레스에 파묻혀 지냈다. 식이요법 이외에는 자연치유적 삶과 거리가 멀었으니 어설픈 식이요법 9개월 만에 암의 전이를 막을 줄 알았다면 오산이다.

제때 수술을 받았더라도 삶에 변화를 주지 않았다면 결과에는 별 차이가 없었을 것이다. 왜냐하면 질병의 원인을 그대로 간직하고 있었기 때문이다. 수술로 암 덩어리는 제거된다. 그러나 수술로는 계속 생성되는 암세포를 제거하지 못할 뿐 아니라 암의 먹이가 되는 원인을 눈곱만치도 건드리지 못한다. 물론 췌장을 다 떼어내면 췌장암에는 두 번 다시 걸리지 않을 것이다. 췌장이 없으니 당연히 췌장암은 재발하지 않는다. 하지만 다른 질병 또는 다른 부위에 암이 더 크게 생긴다.

자연치유적 삶에 얼마나 가까운지에 따라 치유가 결정된다. 수술이냐 대체요법이냐 하는 선택은 부차적이다. 아니, 수술은 오히려 더 힘든 여정이 될 것이다. 수술 그 자체는 엄청난 스트레스이기 때문이다. 비록 그는 자연치유적 삶에서 멀리 떨어져 있었지만, 그나마 식이요법과 대체요법이라도 했기에 8년이나 버텼다고 봐야 하지 않을까? 똑같은 사람으로 두 번 실험을 할 순 없다. 인생은 단 한 번밖에 기회가 없다. 자연치유는 5년 생존율을 논하지 않는다. 자연치유는 평균 수명을 목표로 한다.

  스티브 잡스의 죽음을 보면서 나는 다음과 같은 결론을 얻었다. 채식 등 어설픈 자연요법만으론 어렵다. 채식도 건강 채식은 기본일 뿐, 치유의 완성이 아니다. 탐욕의 삶을 내려놓지 않는 한, 치유는 어렵다고 말이다.

  그런 자기 한계를 인식하지 못하고 9개월 만에 후회하며 수술을 선택한 그는 이미 패배자였다. 직원들을 향한 냉소가 자신에게 되돌아오리라는 것을 모르는 기계 천재였다. '우리 기술을 훔쳐간 구글을 파괴하기 위해서라면 핵전쟁이라도 하겠다'는 그의 마음을 통해 그는 명예를 선택했지, 치유는 이미 포기한 사람이었음을 느꼈다. 그래서 지금 우리 곁에 없는 것이 아닐까?

암도 나을 수밖에 없는 이유

　암 선고를 받으면 암에 걸린 당사자나 가족들은 전전긍긍한다. 어찌할 바를 모르고 우왕좌왕한다. 이곳저곳 기웃거리며 돈을 날리고 시간도 흘려보낸다. 집에는 온갖 약들, 건강 보조 식품, 보조 기구로 쌓여간다. 수술, 항암제, 방사선 등으로 몸과 마음은 만신창이가 된다. 이것이 일반 암 환자의 모습이다. 이와 달리 암, 그것도 말기 암에서 벗어나고 있거나 벗어난 분들이 종종 있다. 어떻게 가능했을까?

　대개 암 환자와 가족들은 '특별한 무언가'를 찾으려 한다. 무슨 특별한 약이나 건강 보조 식품을 먹었는지 찾는다. 비타민 C 요법, 거슨 요법, 온열 치료 등 무슨 특별한 요법을 했는지 물어본다. 그리고 암에서 자유로워진 사람들이 먹는 특별한 보조 식품이나 요법들에 매달린다. 물론 그것들이 도움이 되었을 수도 있다. 하지만 암 진단 이전의 삶을 버리고 근본적으로 자연치유적 삶에 가까워지려고 엄청나게 노력했다는 중요한 사실을 대부분 놓친다. 그 결과, 대부분 안타깝게도 보통 사람의 운명으로 내달린다.

암으로부터 벗어나고 있거나 벗어난 분들에게는 공통점이 있다. 비록 완전하진 않지만, 살 수 있다는 믿음, 또 살아야 한다는 강한 의지, 하루하루 살아 있음에 감사하고 남은 생을 후회 없이 살 것을 다짐한다. 그래서 그런가 그들의 얼굴은 암 환자가 아닌 사람보다 더 부드럽고, 더 느긋하고, 더 자신감이 넘쳐흐른다. 또 건강 채식 위주로 밥을 차려 먹고, 숲 속을 걷고, 시골에서 텃밭을 일구며, 살아 움직이는 오늘 하루를 감사하며 숲과 자연의 축복을 누렸다는 점이 비슷하다. 물론 모든 분들이 똑같진 않지만 암 진단을 받기 이전과 전혀 다른, 규칙적이고 긍정적인 건강 생활을 한다는 공통점이 있다. 다시 말해 아무런 치료를 받지 않았거나 특별한 치료를 받느냐와는 상관없이, 질병의 뿌리를 근본적으로 뒤흔들어놓아 병이 사그라질 수밖에 없게 만들었다는 점이다. 이것이 그들을 암으로부터 자유로워지게 만든 가장 큰 비결이다.

하지만 그들의 삶을 좀 더 세밀히 들여다보면 자연치유적 삶과 완전하게 일치하진 않는다. 주식은 채식이지만 여전히 전복, 우유, 달걀 등 동물성 식품을 먹는 분들이 있고, 숲 산책을 자주 즐기지만 도시에서 사는 분들도 있고, 스트레스를 많이 덜어냈지만 여전히 집착의 흔적이 보인다. 그럼에도 그들은 암의 굴레에서 서서히 벗어나고 있다. 어떻게 이런 일이 가능할까?

그것은 자연치유력의 넉넉함과 자연의 너그러움 때문이다. 조금은 엉성해 보이지만 자연치유적 삶으로 한발 한발 내디디면 웬만한 순간적 충격(수술, 항암제, 방사선 등)도 거뜬히 이겨낼 자연치유력의 넉넉함이 우리 몸엔 있다.

누구에게나 치유의 기쁨을 나누어주는 자연의 너그러움

자연의 너그러움은 우리가 상상하는 것 이상으로 크다. 우리는 감기, 설사, 두드러기, 위염 등 수많은 크고 작은 질병을 경험하며 살지만, 대부분 그리 오래가지 않고 건강을 되찾는다. 오래된 당뇨병이라도 현미밥 채식과 가벼운 운동으로 약에 의존하지 않고 잡힌다. 하지만 암 같은 중증 질환은 생활의 가벼운 변화만으로는 부족하다. 너무 오랫동안 자기 몸과 마음을 괴롭혔기 때문이다. 그렇다고 크게 실망할 필요는 없다. 그동안 괴롭혀왔던 삶, 질병의 뿌리를 벗어던지고 건강한 삶으로의 변화를 주면 머지않아 대부분 회복된다. 이제껏 살아왔던 삶의 모습과 태도를 돌아보고 성찰하여 던져버리고 건강한 삶으로 채워나가면 암에서 벗어날 수 있다. 말기 암 환자라도 몸 안에는 아직 암을 이길 충분한 힘이 남아 있다. 이 힘이 있기에 종종 암에서 벗어난 암환자를 만나게 되는 것이다.

안타깝게도 이런 자연의 넉넉함을 이해하고 받아들여 희망을 거는 환자가 별로 없다. 그래서 대부분 보통 사람처럼 생을 마감하게 된다. 아직 살아 있다면 지금도 늦지 않았다. 희망이 없다고 느끼는 그 순간에도 우리 몸속 의사는 계속 움직이고 있다. 자연을 학대하고 괴롭혀도 자연은 결코 쉽게 우리를 포기하지 않는다. 포클레인으로 산과 들을 파헤쳐 벌거숭이를 만들어도 더 이상 건드리지만 않는다면 다시 꽃을 피우고 숲을 이룬다. 수술, 항암제, 방사선으로 우리 몸을 만신창이로 만들어도 종종 암에서 이긴 사람을 보게 된다. 자연요법이라는 꽃과 나무를 심어도 좋지만, 아무것도 심지 않아도 결국 더 강한 생명력이 아름다운 들풀과 나무로 채워준다.

 지금이라도 현대 의학과 자연요법에 마음을 두는 것 이상으로 자연의 너그러움에 기대고, 자연의 품에 자신을 맡기자. 더 이상 자연의 넉넉함을 시험하려 들지 않으면 좋겠다. 그러나 불안감을 떨치지 못해 현대 의학으로 시험할 수밖에 없다고 결정했다면 자연치유적 삶에 더욱 매진하여 힘을 키우길 간절히 바란다. 자연의 순리(건강 원칙)를 받아들이고 그 길에 합류하면 인간의 어리석은 짓도 아낌없이 품어주는 것이 자연이다. 자연치유력의 넉넉함을 믿으며 치유의 부푼 희망을 안고 자연치유의 길로 나서자. 내 몸 안의 의사에게 힘을 실어주자. 그리하면 어떤 암이라도 어떤 질병이라도 치유될 가능성은 커진다.

자연치유를 선택한 뒤
왜 암 수치가 더 나빠질까?

이젠 현대 의학의 문제점에 대한 인식이 조금은 확산되었는지, 암 진단 초기부터 무작정 현대 의학을 택하지 않는 분들이 종종 있다. 현대 의학을 택하더라도 대체요법이나 자연의학에 기웃거리거나 고민한 흔적이 많이 남아 있다. 개중에는 '현대 의학은 길이 아니다'라며 용감하게(?) BRM(생체 반응 조절 물질) 치료법, 거슨 요법, 니시 요법, 미슬토(Mistletoe) 요법, 산야초 요법, 인산 죽염 요법 등 자연의학이나 대체의학을 택한다.

하지만 아쉽게도 대부분 끝까지 밀고 나가지 못한다. 이 중 한두 가지를 시도해보다 재검을 받은 결과 암 수치가 올라가고, 심지어 전이되면 덜컥 겁이 나서 병원에 매달린다. '왜 대체요법이나 자연의학으로 쓸데없이 지체해서 이렇게 만들었냐?'는 빈정거림과 야단에 할 말을 잃어버린다. '내가 왜 그랬나!' 후회하기도 한다. 이젠 순한 양이 되어 의사가 하라는 대로 고분고분 따라간다. 물론 속으론 긴가민가한다. 그러다 항암제나 방사선 치료가 너무 힘들어 기력이 빠지면 '이건 아니다' 싶어 주저주저하다 요양원과 암 전문 병원을 거쳐 일부는 나에게로 온다.

　이렇게 보통 사람의 운명이 되고 싶지 않다면 다시 초심으로 돌아가 생각해보라. 왜 처음에 현대 의학은 아니라고 생각했는가? 처음부터 수술, 항암제, 방사선 등 의사의 지시에 따랐던 사람은 암 치유에 이르렀는가? 이 질문에 선뜻 '그렇다'고 말하지 못한다. 이도 저도 아닌 상태에서 왔다 갔다 한다. 생각이 머무는 곳에 몸도 머문다. 안 된다고, 길이 없다고 생각하면 그렇게 된다. 완전히 끝나기 전까지는 절대 포기하지 마라. 뜻이 있는 곳에 길이 있다.

　그런데 자연치유를 선택한 뒤 왜 암 수치가 더 나빠질까? 그 이유 역시 자연 현상을 둘러보면 쉽게 알 수 있다. 홍수로 한번 터진 둑은 흙이나 돌을 아무리 부어도 쉽게 잡히지 않는다. 아니, 멈추기는커녕 범람한 물은 더 넓게 퍼져간다. 쏟아 부은 흙과 돌로 인해 밭은 더 엉망이 된다. 빠른 속도로 달리던 자동차는 브레이크를 밟아도 그 자리에서 바로 멈추지 않고 한참을 밀려간다. 마찬가지다. 한번 터져버린 암의 세력은 무섭게 내달리며 짧은 시간 내에 잡히지 않는다. 그래서 암 선고를 받은 시점부터 열심히 자연치유적 삶으로 변화를 주었어도 처음엔 더 심해질 수밖에 없다.

　그렇다면 암은 얼마나 멀리 퍼져나갈까? 달려온 속도(병을 만드는 삶의 크기)에 따라 제동 거리는 달라진다. 100km(술, 담배, 육식, 스트레스, 도시 생활, 과로)로 달려왔다면 100m 이상을 가서 멈추고, 60km(육식과 과로)로 내달렸다면 60m를 더 간 뒤에 멈춘다. 브레이크를 꽉 밟아도 누구나 밀려나간다. 이것이 자연(관성)의 법칙이다.

브레이크를 밟는 강도에 따라서도 달라진다. 약하게 밟으면 더 멀리, 힘차게 밟으면 조금 짧은 거리에서 멈춘다.

암을 단번에 막아줄 강력한 브레이크는 존재하지 않아

흔히들 수술, 항암제, 방사선 치료가 터진 둑을 단번에 막아줄, 아주 강력한 브레이크라 믿고 싶어 한다. 하지만 그처럼 강력한 폭탄은 존재하지 않는다. 대자연이 사라지지 않는 한, 앞으로도 영원히. 인간 역시 자연의 일부로서 자연의 법칙을 거스를 수 없다. 터진 둑을 막아줄 돌무더기인 대체요법도 마찬가지다. 그러나 비가 약해지거나 멈춘 뒤 돌무더기를 부으면, 그때는 터진 둑을 어렵지 않게 막을 수 있다. 터진 둑을 막는 데 가장 기본은 쏟아 붓는 비(질병의 뿌리)를 멈추는 일뿐이다. 이 기본이 바로 자연치유적 삶이다. 즉 병을 만드는 삶에서 자연치유적 삶으로 얼마나 빨리, 얼마나 크게, 그리고 얼마나 확신을 갖고 걸어가느냐에 따라 달라진다. 마음이 흔들리면 그만큼 더 멀리 간다. 지금 당장 확신을 갖고 기쁜 마음으로 걷는다면 마치 다 나은 듯한 느낌이 솟구칠 것이다. 뜨거운 마음으로 온몸이 젖을 것이다. 고통조차 고마워할 것이요, 오늘 하루 살아 움직일 수 있고 현미밥 채식을 맛있게 먹고 가족이 곁에 있음을 감사할 것이다. 그 마음이 내 몸속 의사에게 생기를 불어넣어준다.

감기나 배탈과 같은 가벼운 급성 질환은 며칠 쉬면 그만이다. 당뇨병은 몇 주일 이상, 말기 암은 적어도 수개월 이상 걸린다. 그동안은 여러 증상들로 고통받는다. 다시 말해 아플 만큼 아파야 치유된다는 말이다. 이 기간을 건너뛸 방법은 없다. 누구나 뿌린 만큼 대가를 받아야 한다. 많이 뿌렸다면 많은 대가를 치러야 한다. 아플 만큼 아파야 한다. 이것이 자연의 법칙이다.

비록 내달려온 속도에 따라 멈추는 거리가 달라지지만 브레이크를 계속 밟고 있으면 결국에는 멈춘다. 약하게 밟고 있어도 놓지만 않는다면 결국 멈춘다. 이때야 비로소 검사 수치도 안정화된다. 그러나 낭떠러지가 나타나기 전에 멈추어야 한다. 우리는 이 기간이 더 길어지지 않도록 마음 써야 한다. 하지만 안타깝게도 많은 사람들이 고통의 기간을 늘리며, 남은 수명까지 단축시킨다. 자기 삶을 돌아보고 참회의 변화에 힘써야 할 시점에 이런저런 특별한 치료법에 시간과 정열을 낭비하며 치유로부터 점점 멀어진다.

대개는 아플 때 후회하고 다시는 그러지 않겠노라 다짐하지만 그것도 잠시뿐, 시간이 흘러 증상이 가라앉으면 쉽게 옛 생활로 돌아간다. 아픔을 헛되게 보내지 마라. 아픈 만큼 성숙해야 한다. 이것이 우리가 할 일이다. 뜨거움에 데어 고통을 느껴야 다시는 만지지 않는 습관의 필요성을 느낀다. 이때 비로소 질병이나 고통은 삶의 큰 의미로 다가오며 심지어 고맙게 여긴다. 지혜로운 사람은 아프기 전에 깨닫는다. 그러나 아픈 뒤라도 제대로 깨달으면 현명한 사람이다. 하지만 안타깝게도 대부분은 죽을병이라는 선고를 받고서도 여전히 엉뚱한 한풀이를 하다가 보통 사람처럼 생을 마감한다. 지혜롭고 현명한 사람만이 치유의 축복을 누린다.

췌장암 환우회 번개팅에서 만난 환자의 딸이 들려준 이야기가 내 귓가를 맴돈다.

"처음엔 아버지의 췌장암 말기 선고에 가족 모두 몹시 힘겨웠지만, 그 병을 통해 가족 간의 친밀감도 더 커지고 질병과 건강에 대한 생각과 삶의 자세가 바뀌었습니다. 나이도 있어 3개월밖에 못 사실 거라 했는데, 지금은 1년을 넘겼고 가족 모두 건강해졌습니다."

그렇다. 질병은 분명 위기다. 하지만 동시에 기회다. 당신은 지금 질병이 기회라고 여기는가? 자연으로 안내하고 새로운 삶을 시작하게 도와준 질병이 고마운가? 진정으로 동의해야 치유에 이른다. 고통의 기간을 단축시키고 싶은가? 그렇다면 보통 사람의 생각을 벗어던지고 지혜롭고 현명하게 행동하라!

암에서 자유로워지려면

　암 환자가 늘어나고, 또 치유에 이르지 못하고 암으로 세상을 등지는 사람이 증가하다 보니 암 치료법도 부지기수다. 여기에 끊임없이 새로운 방법들이 추가된다. 가뜩이나 심란하고 괴로운데 환자를 위한다는 명목으로 혼란만 더욱더 부추기는 경우가 많다.

　암에서 자유로워지려면 단순하게 생각해야 한다. 암 치유가 복잡하면 치유 가능성은 당연히 줄어든다. 복잡하다는 말은 대다수에게 희망이 없다는 말과 별다르지 않다. 정말 복잡해도 단순하다고 믿어야 한다. 그게 치유를 돕는 태도다. 다행히 치유는 단순하다.

　암에서 자유로워진다는 의미는 무엇일까?
　이미 생긴 암 덩어리가 더 커지지 않고 더 퍼지지 않도록 힘을 길러야 한다.

더 나아가 이미 생긴 암 덩어리를 줄일 정도로 힘이 커져야 한다. 그래야 암 덩어리에 눌려 막혔던 장이 열리고 기관지나 신경이 풀려 정상적인 활동이 용이해진다.

그리고 더 이상 새로운 암 덩어리가 생기지 않도록, 그래서 재발하지 않도록 힘을 보태야 한다.

이것이 암에서 자유롭기 위한 과정이다. 다른 복잡한 이론은 필요 없다. 그러기 위해서는 무엇이 필요할까?

첫째, 암세포를 공격하는 우리 몸 안의 세포와 물질이 활성화되어야 한다.

둘째, 암세포가 싫어하는 환경, 암세포로 변질되지 않는 환경을 조성해야 한다.

셋째, 암세포를 직접 제거하거나 공격하는 방법을 찾아야 한다.

넷째, 암에게 영양을 공급하지 말아야 하며, 암에게 영양을 공급하는 신생 혈관을 차단하거나 생성을 억제하는 힘을 키워야 한다.

다섯째, 위와 같은 상황이 지속되어야 한다. 일시적으로 회복되어 완치 판정을 받았다 해도 치유력이 약화되면 암은 다시 생긴다. 이땐 걷잡을 수 없을 경우가 많다.

이론상으론 세 번째 방법이 가장 매력적이다. 단숨에 해결할 가능성이 보이기 때문이다. 주로 수술, 항암제, 방사선 등이 있다. 그러나 애석하게 현실은 정반대다. 현재 거의 모든 사람이 매달리는 이 치료법만으로 치유에 이른 사람은 없다. 다른 방법과 병행해도 대부분 실패한다. 몇 개월 괜찮은 듯싶다 재발하고 또 재발하길 반복한다. 그러다 남아 있던 치유력이 고갈되어 암 환자 대부분은 끝내 암으로 사망한다.

최근에 '꿈의 암 치료기'라고 불리는 중입자 가속기를 애타게 목놓아 기다리는 사람이 많은 듯하다. 우리나라에선 2016년부터 시술할 수 있다는 말에 '휴!' 하며 한숨을 쉬는 사람도 있다. 그들이 주장하는 대로 결과가 나오면 정말 좋겠다. 정말로…….

좋다. 설사 그들의 주장대로 별 부작용 없이 눈에 보이는 큰 암 덩어리는 치료된다고 해도 발견되지 않은 미세 암 덩어리나 암세포 그리고 새로 발생하는 암세포를 어찌하진 못한다. 더구나 전이가 있을 경우, 적용 대상에서 빠진다. 암 덩어리만 공격한다면서 왜 전이된 암 환자에겐 적용되지 않을까? 혹시 정상 세포에 큰 충격을 주기 때문이 아닐까?

치유는 평생 가꿔나가야 할 삶의 여정

우리는 생활 공간에서 밥을 먹어야 하고 잠을 자야 하고 움직이고 생각해야 한다. 우리가 존재하는 한, 피할 수 없는 행위이며 조건이다. 따라서 우리는 어떤 생활 공간에서, 어떤 밥을 어떤 식으로 먹고 어떻게 생활하고 쉬며, 어떻게 생각하느냐에 따라 우리 몸의 상태(자연치유력)는 달라진다. 이러한 삶은 피할 수도, 대체할 수 없는 필연적인 과정이다. 이 과정에 우리는 어떤 삶으로 대처할 것인가?

현미밥 채식을 통해 피토케미컬이라 불리는 항산화 물질과 신생 혈관 차단 물질을 공급하고 소식다작을 함으로써 암이 좋아하는 영양 공급을 줄이고 면역 물질 생성과 기능의 향상에 집중시켜야 한다.

피톤치드, 음이온, 자연의 소리(음악 치료), 자연의 색(미술 치료), 자연의 느낌(풍욕), 자연의 향기(아로마 치료), 햇볕(비타민 D, 세로토닌, 살균 등) 등 자연의 기운을 얻을 수 있는 숲에 머무는 시간을 늘려야 한다.

움직이고 걷기 등을 통해 몸의 혈액 순환을 촉진시켜 몸의 전반적인 기능을 깨우는 한편, 몸풀기 동작을 통해 약한 기운을 깨우고 밤잠을 잘 자기 위해 낮을 잘 보내야 한다.

잠을 잘 자고, 긍정적이고 밝은 태도(웃음 치료, 시 치료)로 잠자고 있던 부교감 자율신경을 활성화시켜야 한다.

암 치유를 원하는 우리가 가야 할 길은 이와 같은 자연치유적 삶이다.

그 밖의 암 치료법들은 대부분 치유에 기여한다. 할 수 있다면 해도 좋다. 아니, 보태면 좋은 방법들이 많다. 침, 뜸, 니시 요법, 야현요법, 비타민 C 정맥 주사 요법, 미슬토, 자닥신, 넥시아, 핵약(核藥), 개똥쑥 등.

그러나 안타깝게도 이러한 방법들이 아무리 좋다 해도 개똥쑥만 하루 종일, 평생 먹을 순 없는 노릇이다. 그 외 나머지 시간과 생활을 어떻게 보내느냐에 따라 치유 결과는 확 달라진다. 심지어 니시 요법(생야채식, 풍욕, 요가 등)이나 야현요법(야채 수프와 현미차) 등 자연치유적 삶의 일부분을 체계화하여 모아놓은 방법일지라도 평생 하지 않는다면 그 효과는 거기에서만 머무른다.

이러한 방법들을 자연치유적 삶의 한 부분으로 끼워 넣어 평생 그 축복을 누리는 지혜를 키워라! 물론 이러한 방법들은 삶의 모두가 아니요, 치유의 전부가 아니다. 치유의 핵심은 자연치유적 삶이다. 이 사실을 잊거나 무시한다면 나머지 삶의 시간을 허투루 보낸 대가를 치러야 한다. 반면, 이러한 방법들에 크게 의지하지 않은 환자들 중 치유에 이른 경우가 더 많다. 핵약이나 니시 요법을 몰랐던 환자도 삶을 바로 세워 지금 치유의 축복을 누리고 있다.

치유는 단 한순간에 이루어지지 않는다. 치유는 한 시점에서 끝나는 게 아니다. 치유는 평생 가꿔나가야 할 삶의 여정이다. 치유의 길로 우리 모두 떠나자!

올바른 자연요법
선택하기

얼마 전 우리 병원에서 '암에 걸려 행복한 여자'라는 주제의 치유 경험 발표가 있었다. 그분은 유방암 2기로 양쪽 유방 절제와 재건술을 한 뒤 다시 담낭암이 발견되어, 항암 치료와 방사선 치료를 받았다. 하지만 주위에서 몸에 좋다고 추천하는 음식이나 선물해준 각종 요법을 모두 거부한 채, 채식으로 바꾸고 시골에서 숲 산책을 열심히 하면서 감사한 마음으로 웃으며 살다 보니 현재 8년이 되었다면서 '암에 걸렸다고 좌절하지 말라'고 힘주어 말하는 모습이 참 인상적이었다. 지금은 웃음 치료사, 노래 치료사, 요가 강사 자격증을 따서 이곳저곳 불려 다니며 봉사하는 인기인이라고 자랑하는 그 모습은 사랑스럽기까지 했다.

그러면서 자신의 삼촌은 병원에서 아무것도 해줄 것이 없다는 말기 암으로 6개월 시한부 선고를 받았지만 6년째 잘 지내고 있다고 덧붙였다. 반면 자신보다 2년 늦게 유방암 1기 판정을 받고 부분 절제술을 받은 동생은 몸에 좋다는 것을 구하러 일본까지 다녀왔지만 지금은 잿빛 얼굴이 되어, 언니 말을 듣지 않은 것을 후회한다는 사례도 들려주었다. 치유는 특별한 무엇인가를 먹거나 하는 데 있지 않고 삶을 바꾸어 암에 당당히 맞서 즐겁게 사는 것이라고 강조하면서 〈행복해요〉라는 노래를 율동 섞어 간드러지게 한 곡 뽑는 모습을 보며 그분이 나을 수밖에 없는 이유가 분명하게 느껴졌다.

  그렇다. 중요한 것은 특별한 요법이 아니다. 하지만 환자들은 자연치유적 삶이 갖고 있는 치유적 가치를 이해하지 못하고, 또 조급한 마음에 '한 방'으로 끝내줄 무언가를 끊임없이 찾아다닌다. 충분히 이해된다. 물론 치유에 도움은 되는 요법은 아주 많다. 하지만 '한 방'은 어디에도 없다.

환자들에게 대체자연요법을 먼저 권하지 않는다

  우리 병원에 오는 환자들은 대개 다른 병원을 두루 거치고, 다양한 요법을 경험해보고 오는 분들이 많다. 그중에는 풍욕의 여왕이라 불렸지만 재발한 폐암 환자분도 계시다. 수술, 항암제, 방사선 치료, 한방 치료, 그리고 니시 요법, BRM, 거슨 요법, 넥시아, 비타민 C 고용량 정맥주사 요법, 미슬토, 자닥신, 셀레늄, 심지어 야현요법, 개똥쑥 등 온갖 약초요법 역시 내 입으로 먼저 환자들에게 권하지 않는 편이다.

왜? 이 요법들이 모두 치유에 심각하게 방해해서일까? 물론 그중에는 절대 권하지 않는 방법도 있지만 대부분 나름대로 치유에 도움이 된다는 것을 잘 알고 있다. 물건을 들어 올릴 때나 경사진 곳을 오를 때 살짝만 거들어주어도 큰 힘이 된다. 내가 암에 걸렸다면 나 역시 이런 요법들 중 일부는 반드시 할 것이다.

그럼에도 나는 여전히 이런 요법들을 먼저 입 밖에 내지 않으려고 한다. 치유하는 데 가장 중요한 것은 내 몸 안의 의사(자연치유력)이기 때문이다. 마라토너가 스스로 뛰지 않으려 한다면 유능한 트레이너를 붙여주고 아무리 좋은 음료를 제공하고 심지어 강제로 끌고 가도 결코 결승점에 도달할 수 없는 것처럼, 어떤 이유에서든 몸 안의 의사가 일을 하지 않으면 아무리 좋은 치료법(외부 도움)도 소용없다. 내 몸 안의 의사가 치유의 핵심이다. 단 한시도 이를 잊지 말아야 한다. 따라서 그동안 자신을 괴롭혀왔던 지난 삶을 눈물로 회개한 뒤 자신을 사랑하고 힘 내자고 격려해야 한다. 이것이 치유의 기본이다.

그런데 '스스로 하겠다', '하고 싶다', '할 수 있다', '스스로 노력해야지' 하는 마음을 먹지 않고 다른 외부의 도움을 먼저 생각한다면 자기 몸속 의사의 능력을 무시하거나 등한시하게 된다. 다른 물질이나 타인에게 의존하는 마음이 앞선다는 말은 정작 가장 중요한 몸 안의 의사를 믿지 못한다는 의미를 내포할 때가 많다. 치유에 대한 불확실성으로 불안과 공포심이 내면에 깊숙이 자리 잡고 있다는 말이다. 이미 승패는 갈렸다.

환자들이나 그의 가족들은 이미 많은 방법들을 시도했고 지금도 하고 있다. 너무나 많은 것들을 알고 있고 지금도 찾아다니기에 정신이 없을 정도여서 오히려 진정시키고 자연치유를 믿고 자신을 돌아보라고 외치는 게 나의 역할이 되었다. 이러한 내 말뜻을 잘 이해하고 받아들여 자기 몸속 의사에 대한 확신과 믿음으로 기쁘게 걸어간다면 치유는 아주 가까이 보인다.

여기에 대체자연요법이 곁들여질 때 비로소 큰 힘이 된다. 이런 요법들의 치유 역할은 실제론 작지만 힘들어 지쳐 있는 몸 안의 의사에겐 큰 힘이 된다. 심리적으로도 도움이 된다. 그러나 무엇보다 먼저 자신을 믿어야 한다. 믿는 자에게 복이 있다.

그런데 막상 찾아보면 너무나 많은 데다, 심지어 상반된 방법들도 있어 막막할 때가 많다. 첫째 단식·복식 호흡, 요가, 웃음치료, 약초요법, 야현요법, 니시 요법, 고구마요법, 숯 치료, 죽염요법 등등. 둘째 족탕, 냉온열법, 침, 뜸, 지압, 보약 등 인위적인 노력으로 신체 기능을 높이려는 방법, 셋째 비타민 C 고용량 요법, 미슬토 주사 등 병원에서 주로 쓰는 약물요법 등으로 나눌 수 있다.

이 중에서 나는 첫 번째 방법을 가장 먼저 권한다. 자연의 법칙에 가장 합당하고 돈이 거의 안 들어가고, 자기 스스로 배워서 시작할 수 있고, 언제 어디서나 쉽게 할 수 있는 가장 효율적인 방법이기 때문이다. 그 밖의 방법들도 치유에 도움을 준다. 하지만 그 외 대체요법은 인위적인 조작을 통해 억지로 기계를 돌리는 것과 같은 행위처럼 보인다. 엔진이 잘 돌아가지 않는 이유는 윤활유가 부족할 때도 있겠지만 이물질과 같은, 무언가 작동을 방해하는 근본적인 이유가 있기 때문이다. 이 상태에서 기계를 무리하게 계속 돌리면 결국 과부하가 걸려 아예 못 쓰게 된다. 마찬가지다. 보통 컨디션이 좋지 않을 때 과로했거나 조심성 없이 서두르다가 발목을 삔다. 이런 습관과 상태를 개선하려는 노력은 전혀 없이 침, 뜸 등으로 부기를 빼고 증상이 개선되었을 때 평상시 생활로 돌아가는 것을 목표로 삼는다면 다시 발목을 삐기 쉬운 상태에 놓인다. 그 결과 재차 삐었을 땐 더 심각한 후유증을 남긴다. 결국 침, 뜸으로 인한 빠른 증상 개선이 오히려 자기 삶을 되짚어볼 기회를 날리도록 이끈 꼴이다. 근본적인 원인(치유를 방해하는 삶)을 외면한 채 윤활유 역할만 하는 자연요법이라면 최종적으론 환자에게 해가 된다는 게 자연요법을 대하는 나의 입장이다.

따라서 자연요법(대체요법)들에 대해 몇 가지 주의해야 할 점이 있다.

자연 요법은 치유를 완성시키는 결정적인 방법이 아니다!

꼭 명심해야 한다. '누구는 무얼 해서 나았다더라!' 하는 말은 대부분 과장이다. 치유에 기여한다는 주장엔 동의하지만, 건강한 삶을 제쳐놓고 요법만으로 성공을 기대하긴 어렵다. 자연치유적 삶의 토대가 굳건히 세워지지 않은 자연요법이나 대체요법은 사상누각일 뿐이다. 또 이런 요법들에 너무 크게 의지하고 삶을 변화시키는 데 등한시한다면 요법을 중지했을 때 그 효과는 얼마 안 가 전보다 더 심각한 상황에 맞닥뜨린다. 효과가 확실히 입증된 단식이나 복식호흡도 그 자체가 치유의 끝이 아니라 치유의 시작이다. 다시 말해 단식 후 건강한 삶으로 이어져야 치유가 유지된다는 점이다.

생활 형편의 분수를 넘지 않도록 하라!

가족들에게 부담을 주지 마라! 하고 싶은 일을 못해도 스트레스로 작용하지만, 형편 때문에 일을 억지로 하려고 안달해도 치유에 방해가 된다. 서운함, 섭섭함 등의 부정적인 생각은 질병의 좋은 먹이가 된다. 환자의 심기를 건드리지 않으려고 식구들이 겉으로 드러내지 못하겠지만 경제적 '부담'이라는 부정적 기운마저 숨기긴 어렵다. 은연중 풍겨 나오는 이런 기운은 다시 환자 자신의 상처를 찌른다. 또 큰맘 먹고 마련한 것이 별 효과가 없을 때 오는 실망감과 혹시 있을지도 모르는 재정적 어려움까지 겹친다면 치유에 매우 큰 걸림돌이 된다.

돈이 많이 들어가거나 복잡한 방법은 일단 의심하라!

치유는 원래 보편적이고 단순한 것이다. 다행스럽게도 하늘은 공평하고, 자연은 우리 모두의 편이다. 부자만 얻을 수 있는 것이 아니라 가난한 이는 물론 어느 누구나 받아들이고자 하는 사람은 다 얻을 수 있는 지혜다. 자연스럽게 형성된 장수촌에는 현대 의술이나 기능성 가전제품도 없고 요란한 자연요법도 별로 없다. 장수와 치유는 단순한 삶으로부터 온다는 지혜를 소중히 지켜온 데 대한 자연스러운 보답이다.

치유가 복잡해 보이고 전문적인 영역처럼 느껴지게 된 것은 일종의 음모에 가깝다. 종교적 희생양으로 마녀들을 사냥하기 위해, 또 산업 노동자의 공백을 최대한 줄이고 개인적 판단과 선택을 배제하기 위해 전문가의 견해를 끌어들이면서 치유 영역은 전문적인 것으로 탈바꿈했다. 물론 사리사욕에 눈먼 치료사들에 의한 폐해도 있어 적절한 통제가 필요하다는 것을 부정하지는 않는다. 하지만 전문가의 치료도 수많은 부작용과 의료 사고 그리고 명백한 한계를 보이고 있다는 점을 고려했을 때 형평성에 문제가 있다. 인터넷 시대에 접어든 지금, 치유를 개인의 영역으로 돌리는 데 더 이상의 장애는 없다고 본다. 사기와 허위 과장 광고를 보다 엄격하게 적용하는 것으로도 충분하다. 또한 치유는 개인의 몫이기에 개인의 선택과 판단은 가장 존중되어야 한다. 치유, 그 이름은 각자의 몫이다.

암 환자 완치율 20%의 참 의미

얼마 전 말기 유방암 환자가 멀리서 우리 집까지 찾아왔다. 주저주저하다 세 번째 항암제를 기다리며 어렵게 발걸음을 한 듯했다. 말기 암 선고를 받은 환자 본인은 정작 항암제 처방을 원치 않았다. 그러나 주변의 강력한 설득과 항암제 치료 시 완치확률 20%쯤 된다는 의료진의 유혹 그리고 뚜렷한 방향을 알지 못한 상태에서 내린 불가피한 선택이었다. 특히 20% 범위 안에 자기가 포함된다면 자신에겐 100%와 마찬가지란 논리 앞에 가족은 물론 본인 스스로도 마음이 흔들렸다고 고백했다. 어찌 되었든 세 번째 항암제를 앞두고 꽤 망설였나 보다. 항암제 투여로 겪을 고통도 망설이게 한 요인일 것이다.

완치율 20%의 진정한 의미는 무엇일까? 현대 의학적 치료에 의한 순수한 확률이 20%라는 의미일까? 만약 현대 의학적 처치만의 결과가 20%라는 말이 성립되려면 암에 걸리도록 만들었던 생활 습관이나 태도(술·담배, 스트레스, 육식, 운동 부족, 과로 그리고 유해 환경)를 그대로 유지한 채 항암 치료를 받아도 완치 확률 20%를 유지할 수 있을까?

그것은 절대 불가능하다. 완치되려면 암세포 증식을 억제하고 증식된 암세포를 쓸어내고 파괴하는 능력 이상으로 자연치유력이 회복되어야 한다. 스트레스와 과로를 그대로 안은 채 육식과 인스턴트식을 즐기는 습관을 여전히 유지한다면 암은커녕 아무리 가벼운 감기조차도 나을 수 없다. 그런데 수술, 항암제, 방사선은 자연치유력을 높이는 것과 무관한 처치다. 오히려 자연치유력을 훼손시킨다. 현대 의학적 처치만으로는 0%에 지나지 않을 것이다.

20%라는 완치율 속에 포함된 사람은 삶을 바꾼 이들이다. 100% 완벽하지는 않더라도 현미밥 채식을 주식으로 삼고 숲 산책 등을 통해 신체 활동과 자연환경의 축복을 좀 더 누리며 직장 등에서 오는 스트레스로부터 벗어나려고 노력한 사람들이 20% 안에 들어 있다.

따라서 불가피하게(?) 항암 치료를 택해야 한다면 각별한 주의를 기울여야 한다. 질병 사실을 안 시점까지 감소된 자연치유력의 크기와 항암 치료로 발생될 자연치유력의 감소분을 더한 것 이상으로 몸이 회복되어야 치유가 이루어진다. 따라서 항암제 등 특별한 치료법을 택한다면 더욱더 철저히 건강한 삶으로 되돌려야 할 것이다. 특별한 선택법에 따르는 자연치유력 훼손분까지 떠안아야 하기 때문이다.

통계적 수치는 허구일 가능성이 많다. 변수를 넣고 빼는 것에 따라 결과는 천지 차이가 난다. 뿐만 아니라 인간은 현재의 수준으로 결과에 미칠 변수를 다 알고 있지도 않다. 통계는 통계일 뿐이다. 결코 현실이 아니다. 수술, 항암 및 방사선 치료 '만'으로 완치에 이르면, 아니 여전히 환자들이 좋아했던 술·담배, 육식을 하며 1년만이라도 잘 살 수만 있다면 좋겠다. 하지만 그것은 꿈에 불과하다. 다가올 미래의 결과는 오직 자기 자신만 알 수 있다. 말기 암 환자가 회복될지 말지는 본인에게 달려 있고 그 자신만이 알 수 있다. 특별한 치료법은 아무리 좋게 해석해도 보조적인 도움만 줄 뿐이다. 자기 자신 속에 담긴 자연치유력과 신비로운 생명력의 힘을 믿어야 한다. 그래야 그 20% 안에 자신이 확실히 포함된다.

3개월 여명 췌장암
환우의 치유 비결

　치유의 길은 단 하나, 바로 자연치유다. 하지만 그동안 자연치유에 대해 숱하게 이야기하고 강의해왔어도, 실제 그런 삶을 사는 사람은 거의 보지 못했다. 암에서 완전히 자유로운 사람을 찾기가 쉽지 않기에 당연한 결과이기도 하다. 때문에 실증을 제시하는 데 큰 어려움을 느껴왔다. 그런데 이런 고민을 한 방에 날려버린 사람을 내 눈으로 확인했다. 그것도 가장 무서운 암으로 알려진 췌장암 말기 환자였다. 정말 나를 깜짝 놀라게 한 분으로, 요즘 강의 때마다 이분 이야기에 신이 날 정도다. 이분은 모든 암 환우분들에게 알려주고 싶은 그 길을 지금까지는 거의 완벽에 가깝게 걸어왔다. 내가 병원이라는 속세에 다시 내려와 감당하기 버거운 나날 속에서 하늘이 내려준 가장 큰 선물이 아닐까 싶다. 정말 놀랄 만한, 그러나 너무 당연한 결과를 보여준 한 사람을 통해 모든 암 환우분들이 치유의 지혜를 얻길 기원한다.

1년의 세월

구문회(필명 – 구대장)

2008년 10월 중순, 소화가 안 되고 명치 부근이 아파서 동네 의원을 가니 음식물이 얹힌 것 같다며 약을 처방해주었습니다. 이내 나은 듯하더니만 또다시 아파 내과에 가서 종합검진을 했습니다. 위내시경, 간 초음파, CT 촬영 등등……

위내시경 사진을 보니 십이지장으로 내려가는 구멍이 막혀 있고, 색깔도 시퍼렇게(쓸개즙 색) 물들어 있었습니다. 빨리 큰 병원으로 가보라고 해서 다음 날 새벽 첫차를 타고 서울에 올라가 이틀 동안 검사한 결과, 췌장암 말기 판정(3개월 여명, 임파선·간·복막 전이, 복수 많이 차 있음)을 받았습니다. 의사가 하는 말이 자기 병원에서는 아무것도 해줄 수 없다고 했습니다.

그래서 진통제(봉지에 붉은 사선 두 줄, 마약 알약 한 봉, 패치 한 봉)를 처방받아 퇴원하고 죽을 날만 기다리고 있는데 암센터에 근무하는 친구가 '사이버 나이프'를 소개했습니다. 시술 도중에 죽을 수도 있으며 성공(1년 생명 연장) 확률 5%라고 했지만, 지푸라기라도 잡는 심정으로 큰돈을 들여 시술했습니다. 그리고 한 달 후 모 대학병원에서 다시 검사했는데 "상태가 이런데도 사이버를 하자고 하던가요?"라는 의사의 말을 뒤로하고 병원 문을 나섰습니다.

12월 30일까지 이 병원 저 병원 쫓아다니다가 인간이 못 고친다고 하니 매달릴 곳은 하느님밖에 없다는 마음으로 12월 31일, 저희 부부는 경기도 휴전선 부근의 조용한 산속 기도원에 올라가 함께 21일 작정의 금식 기도를 했습니다. 단식 기간 중에는 하루도 안 거르고 맨발로 눈길을 걸었습니다. 보호식은 거의 한 달 가까이 했습니다. 처음에는 쌀뜨물을 마시다가 점점 농도를 짙게 하며 죽에서 미음으로(흰쌀), 그리고 농도가 좀 더 짙어지면서 현미로 바꾸기 시작했습니다. 보식 초반에 된장 국물을 조금 마신 것이 탈이 나는 바람에 몸이 퉁퉁 부어 산행도 못하고 다시 3일간 금식한 경험도 있습니다. 금식 못지않게 보식을 잘해야 된다는 것을 그때 알았습니다.

보식을 마치고 오로지 저의 생명을 하늘에 맡긴 후, 그때부터 주위에서 좋다고 하는 것을 먹기 시작했습니다. 유근피, 청국장, 버섯효소, 겨우살이, 민들레, 쑥, 온갖 약초 및 버섯류 등등……. 그 추운 겨울에 맨발로 산행을 하며 두서없이 이것저것 했습니다.

2009년 2월 말쯤 집(시내)으로 내려와서 아내와 자식들이 이리 뛰고 저리 뛰는 걸 보니 시간을 낭비해서는 안 되겠다 싶어, 그때부터 하루 일과표를 만들어 잠들기 전까지 계획적으로 살기 시작했습니다.

새벽 5:00 기상

　　5:30 새벽 예배

　　7:00 식사

　　9:00~11:00 산행

　　12:00 식사

오후 2:00~4:00 산행

　　6:00 식사

　　9:00 취침

중간 중간에 앞에서 말한 것들을 먹으며 투병을 시작했습니다. 몇 번의 시행착오를 겪으면서 아무리 고통스러워도 누워 있으면 죽는다는 일념으로 무조건 밖에 나가 걸었습니다. 또 4월 21일, 공기 좋은 시골의 구들을 갖춘 통나무 흙집으로 가족 모두가 이사를 했습니다.

식사는 주로 채식 위주로, 체질식 생선은 이틀에 한 번꼴로, 한 시간 정도 꼭꼭 씹어서 먹습니다. 소화도 잘되고 식욕이 왕성하지만 소식하려고 부단히 노력합니다. 뭘 먹어도 약이다 생각하고 먹습니다. 중간에 산야초 효소 물 600cc 정도와 상황버섯 물을 목마를 때마다 마시고, 차는 민들레차나 겨우살이차를 마십니다. 아무리 바빠도 산행은 빠지지 않으며, 초창기 때부터 그랬지만 산행은 남들이 걱정할 정도로 강도 높게 합니다. 지리산을 한 달에 한두 번 가고, 나머지는 우리 집 뒷산(500~700고지)을 매일 갑니다. 산에 갈 때는 약을 필히 지참하여 가지고 다닙니다.

 저는 이렇게 생각합니다. 마음가짐이 가장 중요하지 않을까요? 뭘 먹어도 낫는다는 믿음을 갖고 먹어야 하며 항상 웃으려고 노력하며 늘 긍정적인 생각을 해야 합니다. 저는 이렇게 살려고 노력합니다. 인간인지라 힘들 수도 있으나 노력하면 될 거라 믿습니다. 통증이 오면 크게 한번 웃어보세요. 저는 이렇게 해보니 신기하게 통증이 없어진 듯했습니다. 두서없는 글 읽으시느라 수고하셨습니다. 저의 집은 경남 진주에 있습니다. 부근에 지날 때 한번 들르세요. 황토방 비워드릴게요. 공기도 좋고 산도 좋습니다.

2009. 11. 12.

 벌써 췌장암 확진을 받은 지 1년하고도 두 달째가 됐습니다.
 작년 이맘때 어떻게든 살아보려고 이 병원 저 병원 쫓아다닌 게 엊그제 같습니다. 의사의 말 한마디에(3개월 여명) 온 집안 식구가 울며불며 정신없이 헤맸던 것을 떠올리면 기가 찰 뿐입니다. 저 혼자 자살하려고 유서까지 적어 지갑 속에 넣고 다녔던 게 지금 생각해보면 부끄러울 따름입니다. 제 아내와 아이들이 지금의 저를 살려냈습니다. 항상 머릿속으로는 고맙게 생각하는데, 몸과 입이 따라주지 못해 미안할 뿐입니다.

저 같은 경우에는 다른 분들처럼 이 요법 저 요법으로 한 게 아니라 이것저것 잡종으로 했기 때문에 투병기에 대해서는 뭐라 할 말이 없습니다. 다만 통증이 5월까지는 있었는데 6월이 되면서 사라졌고 지금까지는 큰 문제가 없습니다. 저 나름대로는 열심히 산행하고, 늘 웃으려 노력하고, 항상 긍정적으로 생각하려는 그런 사람이 되려고 노력합니다.

어제 초등학교 동창회 모임이 있어 나갔더니 모 대학병원 암센터에 근무하는 친구가 나와 있었습니다. 그 친구가 이런저런 말끝에 자기 병원에선 내가 연구 대상이라나 뭐라나 하더군요. 만날 때마다 병원에 와서 검사해보자고 해서 "돈 안 받으면 해볼 수도 있는데……"라고 하자, 그 뒤에 만났을 때 무료로 해주겠다고 했지만 한 귀로 흘려버렸습니다. 그 후 아무 말이 없더니 요즘은 나보고 항암 치료 안 하기를 참 잘했다고 합니다. 주위의 친구들도 이젠 제가 참 잘하고 있다고 믿습니다. 며칠 전에 친구 장인어른이 췌장암 말기(병원에만 의지)였는데 돌아가셨거든요. 모두들 나더러 병원 안 간다고 난리더니……. 그 친구들의 콧대를 꺾었다는 생각에 나 자신이 얼마나 뿌듯하고 기분 좋던지 하늘을 날아갈 듯합니다.

모두들 힘내시고 인간답게 살아봅시다. 파이팅!

2010. 1. 5.

감: 감사할 줄 아는 사람이 됩시다.

사: 사랑하는 사람이 될 줄도 압시다.

해: 해맑은 웃음으로 항상 웃읍시다. 히히히 호호호 하하하 크크크 키키키!

요: 요놈(종양)도 그러면 순진해질 겁니다.

2010. 1. 10.

이상의 글은 3개월 여명을 선고받았던 췌장암 말기 환자의 투병 일기 일부다. 본인의 허락을 받아 모 췌장암 환우회 카페에서 복사한 내용으로, 직접 인터뷰한 뒤 약간 손을 보았다.

잘 알다시피 췌장암은 아주 빠르게 진행되는 가장 무서운 암으로 알고 있다. 그럼에도 3년을 훌쩍 넘겼다. 지금은 동료 환우들을 위해 전화 상담은 물론 방문 상담도 기꺼이 응하곤 한다. 이제 자기 밥값을 하기 위해 가볍게 짬짬이 돈벌이를 할 정도로 정상인 수준까지 올랐다.

위의 글을 읽으면서 많은 사람들이 감탄하면서도 헷갈려한다. 뚜렷한 요법이나 치료법이 보이지 않기 때문이다. 어떻게 해서 완치되었을까 의아해한다. 현대 의학의 치료를 받은 것도 아니요, 그렇다고 뚜렷한 대체요법을 한 것도 아니기 때문이다. 그래서 그럴까, 심지어 '봤어?' 하고 의심하는 사람도 있다고 한다. 하지만 그분이 살아 있을 수밖에 없는 이유가 내 눈엔 쉽게 발견된다.

그 이유가 궁금한가? 한마디로 그분은 완전한 치유로 나아가기 위한 세 가지 조건을 거의 완벽하게 이행했다. 비록 자신이 걸어온 길을 분명히 알지 못했지만 자연치유의 길을 제대로 걸었던 것이다. 지금부터 그분의 삶을 자세히 들여다보고 정리해 보자.

완치를 위한 첫 번째 조건, 희망과 믿음

거의 모든 암 환자들과 다를 바 없이 얼마 살지 못할 거라는 의사의 사망 선고를 이분 역시 받아들였다. 자살을 생각하며 유서까지 써놓을 정도였으니 말이다. 그 당시 암에 대한 지식은커녕 지혜도 없었으므로 일개 환자가 의사의 말을 뛰어넘어설 수는 없었을 것이다. 당연한 태도다. 그러나 마지막 남은 인생이라도 잘 정리하겠다는 일념으로 끝까지 희망을 품고 2009년 세밑에 산으로 단식기도를 위해 들어간다. 그동안 거부해왔던, 아내의 바람인 신앙의 힘을 빌려 마지막 희망을 걸고 산속 기도원에서 자신의 길을 걷기 시작한다. 단식으로 허기진 배를 움켜쥐고 누워 있으면 죽는다는 일념으로 추운 눈길을 그것도 맨발로……. 엄청난 의지력을 발휘한 것이다. 그래서일까, 처음 만났을 때 아주 밝은 모습에 깜짝 놀랄 정도였다. 어찌나 밝은 표정이었는지, 췌장암 환우회 번개팅에 참석한 분들 중에서 가장 환자 같지 않았다.

이렇듯 이분은 나을 거라는 희망, 믿음, 확신 그리고 자신감과 긍정적인 마음을 모두 갖추고 강한 의지력으로 이겨냈던 것이다. 바로 이런 삶의 태도가 모두들 무서워하는 췌장암에서 자유로울 수 있었던 첫 번째 이유다.

완치를 위한 두 번째 조건, 올바른 길

강한 의지력을 보이는 분들을 가끔 본다. 암 선고를 받아도, 누구나 망설이는 수술, 항암이나 방사선 치료를 받아들이고도 두려운 기색 없이 당당하게 대처하는 배짱 두둑한 분들이 종종 있다. 그러나 강한 의지력, 희망적인 태도나 긍정적인 태도만으론 완치에 이르는 데 부족할 때가 많다. 한동안 잘 이겨내는 것처럼 보여도 계속되는 시련(치료 후유증과 재발 등) 앞에 끝내 버티지 못하고 쓰러지곤 한다. 이런 경우는 주위에서 비일비재로 확인할 수 있는데, 올바른 길로 걷지 않았기 때문이다. 반면에 앞 글의 주인공은 일반 암 환자와 다른 길을 걸었다. 바로 자연치유력을 높이는 세 단계를 제대로 걸은 것이다.

자연치유력을 높이는 첫 단계, 내 몸 안 의사에게 맡긴 금식

어차피 먹어도 토하니 굶는 것을 첫 번째로 택했다. 다시 말해 음식을 거부하는 자기 몸이 원하는 대로 일단 곡기를 끊어버린 것이다. 아주 현명한 선택이다. 자기 몸에 대한 요구를 무시하지 않고 존중한 것이다.

자연치유력을 높이는 두 번째 단계, 자연치유적 삶

또 자연치유력을 손상시키는 일들을 거의 하지 않았다. 사이버 나이프 수술을 받았지만 다행히 큰 무리를 받지 않은 듯하다. 수술, 항암 및 방사선 치료 그리고 체력 보강을 위해 의사들이 권하는 고기를 먹지 않았다. 한약, 침, 뜸 등 다양한 대체요법을 선택할 때도 크게 무리하지 않는 선에서 자기 판단하에 한 듯 보인다. 이렇듯 자기 몸이 내린 처방을 무시하지 않고 방해하지 않고 잘 따랐다.

동시에 자연치유력을 높이는 삶으로의 변화를 주었다.

기본적으로 현미밥 채식을 택했고, 소식다작의 절제 생활을 이어갔다. 아직도 다른 환자분들보다 적게, 그러나 더 오래 씹어 먹는 모습이 인상적이다.

비록 허기진 몸이었어도 '움직이지 않으면 죽는다'는 신념으로 틈날 때마다 걸었다. 그리고 시골로 이사한 뒤에는 텃밭을 일구어 자신이 먹을 채소도 가꾸기 시작했다. 낮에 충분히 움직이고 좋은 공기를 마시며 자신이 살아 있음을 끊임없이 확인하고 지냈으니 밤에도 그럭저럭 잘 수 있었을 것이다. 맞다. 잘 움직이고 잘 자는 일이야말로 살아 있는 자의 의무이자 권리다. 이 권리를 포기하면 병이 들고 쉽게 낫지 않는다.

당연히 공기 좋은 숲 또는 숲 근처 시골의 구들방 황토집에서 살았기에 자연환경의 혜택을 만끽했다.

'뭘 먹어도 낫는다'는 믿음 아래 늘 웃으려고 노력하며 항상 긍정적인 생각을 했다. 직장에서 받는 스트레스를 과감히 벗어던지고 한적한 시골로 이사를 가 텃밭을 일구며 마음을 비우고 살아갔다. 다행히 가족의 협력으로 마음의 안정을 찾을 수 있었다. 즉 건강한 마음가짐, 즉 마음의 평화를 잘 키워나갔다.

이렇듯 자연치유적 삶의 네 요소(음식, 신체활동과 쉼, 환경, 마음)를 거의 완벽에 가깝게 실천했다.

자연치유력을 높이는 세 번째 단계, 다양한 자연요법

그도 사람인지라 불안해했다. 세상에 떠도는 온갖 자연요법과 대체요법을 찾아 자신에게 적용하고 관찰했다. 산야초, 건강 보조 식품 등 대체요법, 체질식, 침·뜸·한약 같은 한의학적 방법 등 경제적 부담을 크게 느끼지 않는 선에서 이것저것 찾아 선택했다. 이 중에서 체질식 생선을 제외하고 자연치유력을 방해하는 건 거의 찾아볼 수 없다. 대부분 각종 산야초였고, 이 역시 자연 식물이었다.

우연한 선택치고는 올바른 선택이었다. 아마도 희망과 긍정의 힘을 바탕으로 자신에게 집중하는 힘이 컸기에 가능하지 않을까 싶다.

완치를 위한 세 번째 조건, 스스로 자신의 명의로 거듭남

 이 모든 것들을 스스로 판단하고 선택하면서 스스로 걸어갔다. 물론 가족의 도움도 있었지만 언제나 자신이 중심이었다. 세상에 널리 퍼진 숱한 요법에도 크게 흔들리지 않고 나름대로 원칙을 세워 실천했다. 스스로 의사가 된 것이다. 자기 몸속 의사의 처방을 잘 받아들이고 그대로 잘 따라온 명의가 되었다.

 이와 같이 거의 완벽에 가까운 자연치유적 삶을 걸어온 까닭에 이분은 빠르게 호전될 수 있었다. 앞으로도 이 상태에서 크게 벗어나지 않는다면 이미 완치되어, 정상인보다 더 건강하게 살 것으로 확신한다.

내가 만약
암에 걸렸다면?

　암 환우들과 지내면서 가장 답답한 것은 무슨 새로운 치료법이 없는지 끊임없이 곁눈질하느라 시간을 낭비하는 일이다. 또 곁눈질하는 동안 흔들리는 마음을 보는 건 더 안타깝다. 마음이 흔들리면 치유의 유일한 의사, 내 몸 안의 의사 역시 흔들린다. 과연 내가 그 입장에 놓였다면 어떻게 할까 생각해보았다. 이번 기회에 부족한 내 모습을 점검해보는 계기가 될 듯싶다.

　내가 만약 암에 걸렸다면 지금보다 자연치유적 삶에 더 가까이, 아주 빠른 속도로 다가간다. 하루 일과표를 빈틈없이 짜서 생활 리듬을 잃지 않도록 하고, 자연치유력을 높이는 데 온 종일 집중한다.

마음

- 이제까지의 어리석은 삶에 대해 깊이 반성하고, 새 삶을 시

작하라는 의미로 고맙게 받아들인다.

- 병원 일과 강의 등 스트레스가 될 만한 모든 일을 중지하고 자연으로 돌아간다.
- 몸의 변화에 집중하면서, 통증이든 부종이든 좋아지고 나빠지는 것에 크게 개의치 않고 거쳐야 할 단계라 여겨 담담히 받아들이고 웃음으로 넘긴다.
- 앞으로 닥칠 운명과 결과는 하늘에 맡기고 가벼운 마음으로 주어진 오늘 하루에 만족하고 감사한다. 그날 삶을 돌아보고 반성하며, 내일 더 변화할 수 있다고 믿는다.
- 움직일 수 있고 밥 먹을 수 있음에 늘 감사한 마음을 지닌다.
- 섭섭함을 느꼈던 모든 사람을 용서하고 나 자신의 부덕함 때문임을 인정한다.
- 더 이상 욕심내지 않고 자만, 교만, 야욕, 공명심이 덧없음을 깨치기 위해 명상과 기도에 집중한다.
- 자연치유적 삶을 지향하는 사람 이외에는 가급적 연을 맺지 않는다.

신체 활동과 쉼

- 움직이지 않으면 암이 좋아하고, 결국 내 몸이 쓰러진다는 각오로 단식을 하든 소식을 하든 움직일 것이다. 그러나 현재 체력을 기초해서 활동량을 정한다.
- 낮에는 가급적 방에 머물지 않고 신체 활동의 중심을 햇볕

아래에서 텃밭 일을 하는 쪽에 두며, 밤에는 일찍 잔다.
- 질병과 증상을 쉽게 잊도록 이끄는 농사일에 내 능력에 맞게 전념한다.
- 주변에 널려 있는 약초(어성초, 개똥쑥 등)를 캐러 직접 다니고, 내가 먹을 채소는 직접 기른다.
- 방에 머물 때는 108배와 풍욕(1일 3회) 그리고 냉수마찰 등을 시작하고, 틈나는 대로 자주 한다.
- 근력을 유지하기 위해 무산소 운동과 복근 운동에도 시간을 더 많이 쓴다.
- 아침저녁으로 그리고 움직이기 전에 항상 몸풀기를 생활화한다.
- 쉴 땐 아예 푹 쉰다. 컴퓨터, 글쓰기 등 내가 좋아하는 일도 대폭 줄인다.

음식
- 회개하고 몸을 청결히 한다는 마음으로, 곧바로 죽을 각오로 가능한 한 오래 단식한다.
- 현미밥(전분질)의 양을 획기적으로 줄이고 야채(섬유질) 비율을 늘리며(소식), 화식을 줄이고 생식 비율을 높인다(생식).
- 숲에서 구해온 산나물 등 야채의 양을 늘린다(자연 채식).
- 아침은 야채 수프와 고구마 위주로 먹고 100번 이상 300회까지 씹는다(다작).

- 1일 2식을 기본으로 하되, 중간에 허기지면 과일을 조금 먹는다(절식).
- 인스턴트나 가공식품은 철저히 가린다. 통밀빵이나 현미떡도 최대한 자제한다.
- 채식 식당 등 외식은 당분간 피하고, 외출 시에는 도시락 또는 과일을 꼭 챙기거나 금식한다.
- 가끔 볶은 곡식을 만들어 먹음으로써 색다른 맛도 얻고 치유에 도움을 받는다.
- 견과류를 주 2회 정도 점심에 조금씩 챙겨 먹는다.
- 밥 먹기 30분 전 따뜻한 현미차 한 잔을 마시고, 저녁은 가끔 과일식으로 대체한다.

환경

- 차량 운행을 자제하고 도시로의 외출은 가능한 한 삼가며 숲이 주는 기운을 최대한 얻는다.
- 생활 공간이 시골 통나무 황토집이지만 바닥 보일러 구조를 구들로 바꿀 것이다.
- 시간 맞추어 하루에 두 번 이상 환기시키고 물걸레질을 자주 하여 방 안 습도에 신경 쓴다.
- 휴대폰을 없애거나 켜놓는 시간을 제한하고, 사용 시에는 이어폰을 이용한다.
- 컴퓨터는 극도로 제한하고 밤에 조명등 대신 촛불을 켠다.

- 환절기와 겨울철 외출 시 마스크와 목도리를 착용한다.
- 비누는 천연 소재로 만들어 쓰거나 구입하되, 비누칠 자체를 제한한다.
- 숯이나 천일염으로 이를 닦는다.

대체요법

- 요가, 풍욕, 복식호흡, 음악 치료 등 대체요법 또한 자연치유적 삶의 한 요소가 되도록 시간 배치를 한다. 족탕은 잠들기 전에 꼭 하고, 숯가루를 하루 한두 번 정도 상용한다.
- 침, 뜸, 비타민 C 요법, 수치료(족탕, 얼음찜질), 오줌요법, 숯 치료, 볶은 곡식, 효소 제제와 효소 식품, 발목 펌프, 지압 등 크게 돈 들이지 않고 어렵지 않게 구하거나 도움받을 수 있는 것들을 보탠다. 물론 가능한 한 직접 배워서 스스로 한다.
- 그 밖의 대체요법은 기회가 되면 가벼운 마음으로 자연스럽게 받아들인다.
- 만약 다리가 붓고 부종이 찬다면 금식과 약초(옥수수염, 느릅나무, 어성초 등) 물을 달여 마시고, 살살이라도 끊임없이 움직이며 쉴 때는 모관 운동을 자주 한다.

만약에……

이런 노력에도 불구하고 내 운명이 이것밖에 안 되겠구나 하는 판단이 서면 그때부턴 자연으로 돌아갈 준비를 한다. 품위 있는 죽음을 스스로 준비한다.

- 먼저 집 근처에 묏자리를 마련하고 활동 삼아 그곳까지 왔다 갔다 하며 한 줌씩이라도 퍼 올려 직접 들어가 누울 수 있을 정도로 미리 파놓는다.
- 세상을 뜨기 전까지 타인에게 덜 의지하며, 한시도 가만있지 않고 여력이 닿는 한 움직인다.
- 그리고 서서히 곡기를 끊는다. 아마 그때쯤이면 먹지 않아도 별로 배고프지 않을 것이다.

그러나 나는 믿는다.
내 몸 안의 의사는 제 수명을 다하기 전까지 질병에 결코 지지 않을 것임을.
그래서 나는 다시 일어설 수 있음을 믿는다.

그래도 암 수술을
선택했다면?

　전 세계 의료 시장과 건강 관련 영역에서 막대한 영향력을 발휘하는 현대 의학적 치료법을 외면하기란 참으로 힘든 일이다. 더구나 암으로 생을 마감할 확률이 가장 높아진 지금, 암 선고를 받고도 선뜻 의사의 권유를 뿌리친다는 것은 상상하기조차 어렵다. 처음부터 선뜻 자연치유의 길을 선택할 사람은 거의 없을 듯싶다. 평소 자연치유를 떠올려보았거나 심지어 자연요법을 신봉했던 사람들 가운데서도 암 등 불치병으로 알려진 질병 앞에서 현대 의학적 치료법을 완전히 외면하긴 꽤나 힘들 것 같다. 하물며 보통 사람이라면 대개는 별 이견 없이 의사의 권유를 따르거나 고민을 하다가도 결국 현대 의학적 치료법을 선택한다. 이것이 환자가 선택하는 일반적인 모습이다.

　수많은 세월, 수많은 사람들이, 또 수많은 전문가들이 이구동성으로 현대 의학적 치료법을 강력히 권하는 세상에 살고 있으니 당연하다. 안 하고 후회할 거라면 '수술'? 좋다. 아직 '자연치유만'을 믿고 따르기에 미덥지 않다면 항암이나 방사선? 직접 경험해보라!

그래서 수술을 택했다면 최선의 결과를 얻기 위해 무엇이 필요한지 살펴보는 것은 어떨까? 수술, 항암 치료 또는 방사선 치료를 택한 것은 최선의 결과를 얻기 위한 하나의 방편이었을 테니. 하지만 그것만으로 모두 치유되리라고 믿는 사람은 없을 것이다. 모두는커녕 말기 암으로 갈수록 고통을 감내하고 값비싼 치료를 받았음에도 기대에 한참 못 미치는 경우가 더 흔한 것이 현실이다. 암이 우리나라 국민의 사망 원인 1위로 뛰어오른 지 이미 오래이고, 갈수록 그 비율 또한 높아지고 있다. 결국 현대 의학적 치료에만 맡겨서는 최선의 결과를 얻을 수 없는 것이 자명하다.

또한 수술이나 항암 치료는 굉장히 힘든 과정이고, 우리 몸에 매우 강력한 스트레스와 엄청난 충격을 주는 행위다. 과다 출혈, 장 폐색, 체질 변화(땀을 잘 흘린다든지, 알레르기), 의식 회복 지연, 약 쇼크, 체력 저하, 림프 부종 등 크고 작은 후유증은 물론 치명적인 후유증도 뒤따를 가능성이 늘 존재한다.

따라서 수술을 앞두었다면 이들 충격을 충분히 감당하고 후유증을 최소화할 수 있도록 준비하고 대비하는 것이 좋지 않을까. 이제부터 수술을 앞둔 사람이 최선의 결과를 얻을 수 있는 길을 살펴보자!

수술 선택 시 치유를 결정하는 가장 중요한 요소는?

수술을 택했을 때 치유를 결정하는 가장 중요한 요소는 '수술할 병원'과 '주치의 선택'이다. 자연치유의 길에 협조할 것인지 방해할 것인지의 기로에 놓이기 때문이다. 자연치유의 길에 부정적인 견해를 가진 의료진을 택한다면 힘든 과정이 될 수 있다. 따라서 수술 전후에 자연치유 방법을 방해하지 않고 협조할 수 있는지의 여부를 반드시 확인해야 한다. 이때 수술 이외의 문제로 인해 발생하는 모든 책임은 환자 본인에게 있다는 점을 반드시 주지시켜야(각서라도 써주어야) 그나마 쉽게 협조를 끌어낼 것이다. 아니면 감쪽같이 숨기든지.

그리고 이렇게 협조가 가능한 의료진에게 치료를 맡겼다면, 그들의 능력과 기술을 신뢰하고 자신을 맡겨라. 의심하는 태도는 그만큼 치유를 어렵게 하는 요소가 된다. 그들에게 선한 기를 불어넣도록 기도하라.

수술 팀을 택했다면 그동안 방해받고 억압된 자연치유력을 최대한 끌어올리는 것이 치유의 관건이다. 수술이란 엄청난 충격을 쉽게 견뎌내고 수술 후유증을 줄일 수 있는 힘을 갖게 되기 때문이다. 이 힘이 부족하다면 아무리 수술이 잘되어도 헛일이 된다. 심지어 꿰맨 자국도 잘 아물지 않고 회복 속도 역시 더딜 것이다.

먼저 바로 이 글을 읽는 순간부터 현미 위주의 건강 채식, 숲 산책 활동, 충분한 숙면 등 건강한 생활로 바꿀 수 있는 모든 것을 바꾸어라! 요가나 명상 그리고 오줌요법도 도움이 된다.

입원(보통 2일 정도) 전부터 물 단식에 들어가며, 입원 전날에는 숯과 레몬 등으로 독소를 충분히 해독한다. 수술 전날은 금식 상태에 들어간다.

수술을 받은 후에는 어떻게 해야 할까?

수술을 받은 뒤 며칠간은 병원에서도 금식 처방을 내린다. 그대로 따르면 된다. 이때 누워 있는 상태를 최대한 줄이고 빨리 움직이려는 노력이 필요하다. 침대에 누워 있는 상태에서라도 할 수 있는 다양한 움직임을 찾아본다. 가벼운 요가, 복식호흡, 항문 조이기, 발목 펌프 동작들이 도움을 줄 것이다.

금식 기간이 지나면 포도 단식 또는 자연 보식으로 넘어간다. 혹시 씹어 삼킬 수 없다면 위 삽관 튜브를 통해 갈아서 투입하라. 금식 기간 이후부터 복용약이 처방되는데, 진통제 등 불요불급한 약 투여는 가급적 끊어야 한다. 통증이 심하고 기력이 없더라도 웃으려 노력하고, 낮 동안 최대한 많이 움직이며 가능한 한 숲으로 산책을 나간다. 따라서 어느 정도 움직일 수 있다면 빨리 퇴원하여 숲에서 요양하는 것이 좋다. 포도 단식 기간은 기력이 크게 떨어지지 않는 한 오래 할수록 좋다.

그런 다음 보식으로, 그리고 건강한 삶의 습관과 태도를 만들어가야 한다. 수술을 받지 않은 사람에 비해 더 철저하게, 더 완벽하게 건강의 길로 서둘러 나서야 한다. 수술이라는 엄청난 충격을 선택한 만큼 더 마음을 써야 한다. 그래야만 수술 후유증을 최소화하고 나아가 치유에 도달할 가능성이 높아진다.

그 밖의 수술도 마찬가지이며, 항암제 치료나 방사선 치료에 대비하는 것도 비슷하다. 입원하기로 한 모든 질병에도 적용된다. 현대 의학적 처치와 처방약 그리고 병원의 관행적 시스템의 영향력을 최대한 줄이고 자연치유의 비중을 얼마나 높이느냐에 따라 치유 속도는 결정된다. 자연치유를 방해하면서 치유를 기대하는 것은 있을 수 없다. 수술을 선택했을지라도 자연치유에 대한 지혜를 키워 치유의 축복을 얻게 되길 바란다.

다 나았는지 알고 싶다면?

　보통 사람들은 암 덩어리가 사라지고, 통증이 없어지면 암이 다 나은 줄 아는지 수술로 암 덩어리를 제거하고 방사선으로 지지는 일에 몸과 마음 대부분을 투자한다. 통증 클리닉이 번창하고, 통증을 잡아주는 최고의 장비와 물질에 아낌없이 투자하는 이유다. 수술 잘하는 의사, 최신 고가 장비가 많은 병원, 비싼 치료법을 찾아 헤맨다. 그러나 대부분 안타깝게도 그 길에서 허망한 최후를 맞는다. 홀쭉해진 주머니만 남아 있다.

　정말 큰 착각이다. 암 덩어리가 보이지 않는다고 암이 사라진 건 아니다. 통증을 마약으로 잡았다고 병이 사라진 건 더더욱 아니다. 그 결과는 어느 한 시점의 상태만을, 그것도 일부만을 의미한다. 그때가 병이 낫기 시작하는 한 시점일 수 있지만, 병이 더 악화되어가는 시점일 수도 있다. 또한 종양 표지자 수치가 떨어졌다고 끝이 아니다. 좋아지는 시점이라도 병을 만드는 삶으로 다시 돌아가면 병은 재발할 수밖에 없다. 그러므로 검사 결과는 참고치에 불과할 뿐, 병이 나았다는 진정한 기준은 못 된다.

이렇듯 눈에 보이는 것이 전부가 아니다. 보이는 것은 빙산의 일각에 불과하다. 암 덩어리가 없어졌어도 암을 만들고 키우는 조건과 상황(암의 뿌리)이 그대로 남아 있다면 당연히 암은 다시 자라기 때문이다. 그런 까닭에 수술로 암이 잘 제거되었다는 말을 의사로부터 들어도 몇 개월 또는 1년 뒤 재발하는 경우가 비일비재하다.

그렇다면 다 나았다는 진정한 기준이 무엇인가? 그 기준은 그 사람의 삶의 모습과 태도다. 자연치유적 삶이 자기 안의 의사를 깨우고 자연치유력을 회복시켜 질병을 다스릴 것이라는 사실을 받아들여, 질병에 대한 태도와 삶이 자연치유적인 모습과 태도가 되어 있다면 그 환자는 이미 치유된 것과 같다. 병을 잊고 살아가는 자신의 모습을 자주 느낄 때 치유는 곁에 머물러 있다. 병을 잊고 살라는 것은 병에 대한 염려를 접고, 암에 대한 공포를 잊을 수 있는 삶을 찾으라는 것이다. 그렇다고 병을 잊고 살기 위해 정신없이 살라는 말이 아니다. 돈벌이, 자식 걱정에 몰두하라는 말은 더더욱 아니다. 그것은 오히려 병을 더 악화시킨다. 병의 원인은 잊지 않은 채 병에서 벗어나려고 노력해야 한다. 질병의 근원을 벗어던지면서도 동시에 질병을 치유하는 올바른 길을 걸어가는 과정에서 병을 잊고 사는 방법을 찾아야 한다.

다 나았는지는 의사가 아니라 자신만이 안다

예를 들어 자신이 먹을 건강한 먹을거리를 재배하기 위해 따스한 햇살이 내리쬐는 낮시간에 밭을 일구는 데 몰두하고, 가끔 일어나 허리를 펴고 기지개를 켜면서 눈을 감고 햇볕의 기운을 받으며, 대지를 뚫고 올라오는 새싹을 바라보고 경이로운 마음으로 물을 주면서, 그렇게 하루 이틀, 일주일, 한 달 몰두하다 보면 어느덧 병은 저 멀리 달아나고 있음을 알게 될 것이다.

허리를 펴고 눈을 들어 하늘을 보니, '어, 병이 없어졌네, 어, 통증도 없어졌네!' 하는 느낌이 올 것이다. 통증으로 고통스러울 때는 차라리 미친 듯이 웃어젖히는 일에 집중하고, 통증이 없어도 시시때때로 껄껄 깔깔 웃으며 늘 감사하는 마음을 가져라. 거울을 들여다볼 때마다 자신의 어두운 모습이 남아 있지 않나 들여다보고, 그렇게 몇 날 몇 달을 보내다 보면 '어, 이제 통증이 안 생기네' 하고 느낄 것이다.

한 숟가락 한 숟가락 뜰 때마다 이 음식이 내 몸을 살리고 내 몸 안 의사의 양식이 된다는 생각을 품고, 감사한 마음으로 오랫동안 음미하며 씹어 먹다 보면, 숲 속에서 한발 한발 내디딜 때마다 걸을 수 있음에 감사하다 보면, 깊은 복식호흡에 집중하고, 요가를 하면서 근육이 이완되는 것에 집중하고, 족탕을 하면서 뜨거운 기운이 퍼지는 것에 집중하고, 또는 효소 제품을 먹으면서 소화가 잘되는 것에 집중하며 지금 이 순간 살아 움직일 수 있음을 감사하다 보면 어느덧 병은 멀리 떠나 있을 것이다.

이렇듯 자연치유적 삶과 함께 질병에 대해 긍정적으로 받아들이는 마음 자세를 간직하고 지켜나간다면 그 삶은 이미 완치된 삶이다.

당신은 내 몸 안의 의사와 자연치유가 치유의 핵심이라는 것을 굳게 믿는가? 당신은 지금 자연치유적 삶이라는 깃발을 향해 기쁜 마음으로 걸어가고 있는가? 당신이 가려는 그 길의 가치를 그 무엇과도 바꿀 수 없이 소중하다고 느끼는가? 지금은 물론 앞으로도, 아니 이 세상에 살아 있는 동안 반드시 그 길을 걸어갈 것인가? 당신이 가려는 이 길을 내 형제자매, 나아가 내 자녀에게 축복의 선물로 주고 싶은가? 예! 인가? 그렇다면 당신은 완치된 것이다.

질병, 암에 쏠려 있는 눈길을 거두라. 그리고 한순간 한순간, 한 동작 한 동작, 지금 자신이 하고 있는 일에 집중하라. 타인의 동작(시술이나 처치)이나 특별한 물질로부터 한 발짝 빼고 병을 잊어버려라. 그리고 자신의 삶이 어디로 가고 있는지 감사하는 마음으로 집중하라! 그러면 머지않아 '어, 병이 나았네!' 하고 느낄 날이 올 것이다.

다 나았는지 의사에게 묻지 마라. 나에게도 묻지 마라. 오직 바로 당신 자신만이 알 뿐이다.

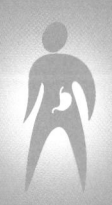

Part_4

감기부터 뇌졸중까지 각 질환별 치유법

감기와 호흡기 질환의 치유법

　날씨가 추워지면 감기 환자는 물론 폐렴과 같은 호흡기 질환 환자들도 늘어난다. 다른 대부분의 병도 마찬가지지만 특히 감기는 약이 없다. 콧물, 기침 등 감기 증세를 일으키는 병원균은 거의 모두 바이러스이며, 현재 이 바이러스에 영향을 주는 약은 없기 때문이다. 더구나 병원균이 가장 많은 곳은 병원인데도, 왜 감기에 걸리면 위험을 무릅쓰고 병원을 찾는 걸까?

　내가 도심에서 병원을 할 때 주 수입원 중 하나가 감염성 질환이었다. 고맙기는 하지만 무언가 바라고 오는 환자를 대할 때 속으로 난감해지곤 했다. 감기약은 주로 콧물약, 기침약, 기관지약, 해열소염제 등을 모아놓은 것이다. 이런 약은 증상을 개선시킨다. 그러나 감기라는 질병 자체가 개선되는 것은 아니다. 감기는 약을 복용하면 일주일 만에 낫고, 복용하지 않으면 7일 만에 낫는다는 우스갯소리가 있는데 실제로 맞는 말이다.

병에서 빨리 벗어나고 싶다면 질병과 내 몸 안의 의사에 대해 먼저 이해해야 한다. 면역력을 높이고 바이러스의 힘을 약화시키기 위해 몸이 열을 내는 것이며, 배출시켜야 할 물질이 있기에 콧물과 기침이 나는 것이며, 기력이 없는 것은 쉬라는 뜻이며, 식욕이 떨어지는 것은 먹지 말라는 뜻이라는 점을 이해해야 한다. 따라서 가장 빠른 치유법 중 하나가 금식이다. 물론 심하지 않다면 굳이 단식까지 할 필요는 없지만 염두에 두면 좋다.

그다음 우리가 할 일은 치유를 방해하지 않고 돕는 일(삶의 변화)이다. 고열(41도)이 아니라면 그냥 지켜보고, 한기가 나거나 미열이라면 따뜻한 구들 아래에서 손수건 등으로 목을 따뜻하게 하고 이불을 뒤집어써 열을 내야 한다(온열 치료). 만약 고열이 예상된다면 옷을 가볍게 입히고 상체 중심으로 찬 물수건 등으로 열을 조절하고 기다리면 된다. 만약 어린아이가 열성 경련을 한다면 들쳐 업고 병원으로 뛰어가봐야 도착할 때쯤엔 이미 경련은 끝난다. 이때는 경련으로 외상을 입지 않도록 위험한 물건을 치워주고 혹시 토해서 기도가 막힐 수 있으니 고개를 옆으로 돌려주고 아이를 다독거려주는 것으로도 충분하다.

그리고 감기에 걸리도록 만든 상황과 잘 낫지 않게 이끄는 조건(근본 원인)에 관심을 기울여야 한다. 과로, 스트레스, 술과 담배, 달고 기름진 음식, 급격한 온도 변화, 건조한 환경 등은 우리 몸의 자연치유력을 떨어뜨린다. 따라서 만약 이런 조건(삶의 모습과 태도)에 변화를 주지 않는다면 감기라도 낫지 않고 오히려 불가피하게 쉬어야 할 정도로 더 악화된다. 감기로 시작해서 폐렴으로 진행되는 경우가 바로 그것이다.

 따라서 알맞은 실내 온도와 습도, 조용한 환경을 만들어주는 게 중요하다. 그다음 해야 할 일은 족탕, 침과 뜸, 한약 등 마음이 가는 것들(대체요법)을 찾아 다양한 방식으로 치유를 돕는 일이다. 옛날에 우리 부모들은 아이들의 막힌 코를 입으로 빨아주었다. 천일염 물로 코를 청소하고, 목이 아플 땐 아홉 번 구운 죽염을 한 알 입에 물고 있으면 훨씬 편해진다. 기침이 멈추지 않는 것은 배출해야 할 가래가 남아 있고 아직도 생성된다는 뜻이므로 기침이 날 때마다 물을 입에 머금고 조금씩 삼키면 가래 배출이 용이해진다. 물은 그냥 물도 좋지만 현미차나 생강차 등 식물차가 좀 더 효과적이다. 그리고 기침의 주원인이 대부분 코가 막혀 있거나 콧물이 목뒤로 넘어가는 후비루(後鼻漏) 때문이므로 코 관리에 초점을 맞추어야 한다.

 흔히 날씨(겨울철)나 감기 바이러스가 감기의 원인으로 알고 있는데 커다란 착각이다. 이런 외부 요인도 연관성을 갖고 있지만, 개개인의 감기 발병 여부와는 무관하다. 평소 면역력이 떨어지지 않도록 몸과 마음 관리(건강한 삶)가 가장 중요하다.

 급격한 체온 변화가 있을 때 우리 몸은 이에 적응하기 위해 순간적으로 면역력에서 체온 조절로 자연치유력의 힘을 이동시킨다. 따라서 공기 중에 떠다니는 바이러스를 방어하지 못할 정도로 면역력(평소+순간)을 떨어뜨리지 않는 게 감기 예방법이다.

실내(방 안 또는 자동차) 온도가 지나치게 높거나(겨울철) 지나치게 낮지 않도록(여름철) 해야 한다.

　겨울철 외출 시에는 두꺼운 옷과 목도리와 마스크 등으로 찬 바람이 직접 닿지 않도록 준비를 잘해야 한다. 또한 미리 가벼운 몸풀기와 근력 운동을 통해 몸에 열을 내는 게 필요하다. 평소 이런 작은 노력이 쌓이지 않는다면 보약을 아무리 먹어도 감기에서 결코 자유로울 수 없다.

　감기는 그렇다 치고 누런 코 등 세균성 질환에서 항생제 복용은 치유에 도움이 될까? 물론 도움이 된다. 그러나 이때도 앞서의 경우처럼 올바른 길로 방향을 틀고 있어야 치료 효과를 쉽게 얻을 수 있고, 약에 대한 의존도를 크게 줄일 수 있다. 물론 나라면 약 대신 금식과 휴식을 첫 번째로 택한다.

아토피 등
알레르기성 질환의 치유법

　1960년 이전 우리나라 소아기의 아토피 유병률(인구에 대한 환자 수의 비율)은 3% 이내였지만 현재 우리나라는 물론 미국, 일본 등도 아토피 유병률이 20~30%로 급격히 늘어났다. 하지만 아토피는 아직까지 확실한 발병 원인조차 밝혀지지 않아 난치성 질병으로 분류하고 있다.
　근래 들어 아토피 전용 화장품, 옷, 정수기, 공기 정화기, 청소기, 아토피 관련 식품 그리고 아토피 전문 의원과 한의원, 피부 관리소 등은 불황 속에서도 호황을 누리고 있다. 그럼에도 아토피 환자가 줄기는커녕 점점 늘어간다. 예전엔 찾아보기 어려웠던 성인 아토피 환자도 크게 늘고 있다. 왜? 한마디로 말하면 우리 사회가 치유를 거부하는 방향으로 유도하고, 환자들은 그 방향으로 잘(?) 따르고 있기 때문이다.

알레르기 유발 물질과 상황

  각종 첨가물이 함유된 인스턴트식품은 매우 큰 원인 물질이다. 모든 동물성 식품, 그중에서도 우유와 달걀흰자는 특히 주의해야 한다.

  마음의 평화가 깨진 상태, 즉 만병의 근원인 스트레스 역시 주요인이다.

  도심의 공해와 문명의 풍요로움 속에서 알레르기성 질환의 치유는 더디다. 전자레인지, TV, 컴퓨터 같은 가전제품에서 내뿜는 전자파와 강렬한 빛 그리고 수돗물의 염소, 화학 풀과 벽지, 시멘트 등이 모두 알레르기 유발 물질이다. 새 옷, 드라이클리닝, 화학 섬유 옷 그리고 화학세제, 화공 화장품, 화공 비누, 샴푸, 섬유연화제, 염색약 등 피부를 자극하는 의복과 피부 환경 또한 마찬가지다.

  과로나 활동 부족은 우리 몸을 산성화시키고 알레르기 자정 능력을 떨어뜨린다. 유아 및 청소년 아토피는 물론 성인 아토피 환자가 늘어난 대표적인 까닭은 기름지고 단 음식의 과다 섭취, 공부(또는 직장)에서 받는 지나친 스트레스와 더불어 운동 부족 때문이다.

  흔히 아토피는 난치성 질환이라고 한다. 아니다. 유전적 요인이 중요하다고 알고 있다. 그럴듯한 주장이다. 물론 선천적으로 알레르기를 조절하는 그릇(힘)이 태어날 때부터 작다면 쉽게 넘치는 것은 당연하다. 하지만 그 그릇이 넘치지 않게 삶을 잘 관리한다면 비록 작은 그릇을 갖고 태어났어도 아토피는 발생하지 않는다. 더 튼튼한 유전인자를 받고 태어났다면 좋겠지만, 발병 여부를 결정하는 것은 삶의 모습과 태도다.

보통 꽃가루, 나무, 풀, 잡초, 춥고 건조한 날씨 등을 증상 유발 요인으로 알고 있다. 물론 영향을 줄 수 있다. 그러나 꽃가루가 날리는 날, 외출을 피하면 그 영향은 미미하다. 더구나 우리 몸이 알레르기를 충분히 감당할 정도로 회복된다면 그때는 더 이상 유발 요인으로 남아 있지 않게 된다.

아토피를 유발하는 삶으로부터 멀어지면서 그 자리에 자연치유적 삶이 하나씩 채워지면 아토피는 사라진다. 아이에게 엄마 젖만큼 아토피와 면역력에 좋은 것은 없다. 현미밥 채식을 기본으로 비타민 E와 불포화지방산이 풍부한 음식(올리브유, 들기름, 참기름, 견과류, 현미 등) 섭취에 마음을 두다 보면 아토피는 어느새 사라진다. 긍정적인 태도와 명상 또는 기도를 통해 마음을 다스리며 아이를 위로하면 증상이 가라앉는다. 자연과 가까운 곳에 주거를 마련하면 곧 자연 면역이 자리 잡아 아토피가 설 자리가 없어진다. 주거 환경을 당장 바꾸기 힘들다면 친환경적으로 꾸미고 쾌적한 온도와 습도를 유지한다. 도심 외출 자체를 자제하고 걸을 때도 차도에서 멀리 떨어진다. 적당한 야외 신체 활동은 꼭 필요하지만 많은 땀을 흘리는 과격한 운동은 피하는 것이 좋다. 그 밖에 단식이나 풍욕 등도 빠른 치유로 이끈다.

아토피 회복 전까지 피부 관리

지나치게 깔끔하거나 더러운 것 모두 좋지 않다. 수돗물을 피하고 천연비누를 쓰고, 때를 미는 것은 몸이 회복될 때까지 조심한다. 급격한 온도 변화는 좋지 않으므로 목욕물은 미지근한 물이 좋다. 젖은 수건으로 문지르지 말고 살살 두드려가며 땀을 닦아준다. 삶을 바꾸는 순간부터 좋아지긴 하지만 시간이 흘러야 완전히 사라진다. 몹시 가려울 땐 찬 수건으로 톡톡 두드려주듯 몸을 식혀주면 증상이 빨리 가라앉는다. 건조하고 거칠어진 피부에는 올리브유나 천연 보습제를 수시로 발라준다.

알레르기성 치료 약물은 도움이 될까?

항히스타민제나 스테로이드 성분이 들어 있는 약물은 임시방편의 증상 개선제일 뿐이다. 특히 스테로이드의 장기 복용은 살을 찌게 하고 면역력을 더욱 교란시켜 치유를 점점 힘들게 만든다. 잠을 자기 어려울 정도로 괴롭다면 잠깐 쓸 수도 있지만, 약에 의지하려는 마음이 여전하다면 치유는 쉽지 않다.

아토피 유발 물질과 상황에 대한 면역계의 이상 과잉 반응이 아토피다. 따라서 아토피 유발 물질과 상황을 피하면 아토피는 발생하지 않을 뿐만 아니라 우리 몸은 스스로 치유한다. 여기에 덧붙여 지난 삶을 회개하는 마음으로 단식을 한다면 더욱 빠르게 회복될 것이다.

알레르기 환자가 숲의 혜택 속에 건강 채식을 하는 우리 집에서 지내기만 해도, 더 이상 긁지 않고 편안하게 잘 자며 피부가 깨끗해지고 기침도 하지 않는다. 물론 도시의 삶으로, 옛 삶의 모습으로 돌아가면 또다시 고통은 시작된다. 따라서 삶의 모습과 태도를 바꾸는 것이 가장 좋은 알레르기 치유법이다.

산만한 아이가
공부 잘하게 하려면

아이가 공부 잘하길 바라지 않는 부모나 어른이 이 세상 어디에 있겠는가. 특히 우리나라의 학구열은 매우 지나치다 보니 부모의 애타는 마음을 이용한 업종이 호황을 누린다. 머리가 똑똑해진다는 장비와 명상법까지 나타났다. 어쨌든 성적이 원하는 만큼 향상된다면 돈이 뭐 대수냐마는 현실은 그렇지 않은 듯싶다. 요즘 아이들은 옛날보다 오히려 더 산만하고 집중력도 더 떨어졌다는데, 어떻게 하면 우리 아이가 공부 잘하게 할 수 있을까?

두뇌 발달에 좋은 건강한 먹을거리를 제공한다

단백질, 지질, 탄수화물과 같은 3대 영양소가 필요하지만, 현재 이들 영양소가 부족한 아이는 거의 없다. 오히려 과잉이다.

아이들의 두뇌 발달에 정말 꼭 필요한 것은 오메가3지방산(DHA)과 철분, 요오드, 아연과 같은 무기질 그리고 갖가지 비타민이다. 이들 영양소는 현미, 잡곡, 콩 같은 통곡식, 호두와 잣 같은 견과류, 깻잎과 신선한 야채, 들깨와 식물성 기름 같은 식물성 식품에 많이 들어 있다. 또 현미 같은 통곡식은 더 많이 씹게 하여 뇌를 자극하고 뇌 혈류를 증가시키는 효과가 있다. 뿐만 아니라 천천히 먹게 되고 배도 천천히 꺼져 간식을 덜 찾게 되어 집중력을 높이는 간접 효과도 있다. 한 조사에 의하면, 미국 어린이의 평균 IQ가 99인 데 비해 채식주의자는 116이었다. 강남의 유명한 학원은 저녁으로 채식을 제공한다고 한다.

집중력과 면역력을 떨어뜨리는 음식은 피한다

집중력을 떨어뜨리는 음식은 주로 설탕, 흰 밀가루 그리고 동물성 식품으로 만든 달고 기름지며, 비만으로 이끄는 음식들이다. 패스트푸드와 인스턴트식품이 대표적이다. 최근 들어 주의력결핍과잉행동증후군(ADHD) 아이의 수가 급격히 늘어나 저학년의 경우 학교 수업이 제대로 되지 않을 정도라고 한다. 바로 집중력과 두뇌 활동을 방해하는 설탕과 정제 식품의 과다 섭취 때문이다.

동물성 식품과 정제 식품은 피로 회복에 필요한 비타민이 거의 들어 있지 않아 쉽게 피곤해지고 저항력과 면역력이 떨어져 비만, 소아 당뇨, 고혈압 등의 질병 발생 가능성이 높다. 이런 질병에 신경을 쓰거나 병원 이용이 잦아지면 집중력도 떨어지고 시간 낭비를 초래할 가능성을 높인다.

집중력을 키우는 운동이 필요하다

요가라든지 외발자전거 타기라든지 그 밖의 어떤 운동이든 아이들이 좋아하는 것 하나를 꾸준히 할 수 있게 해주자. 적당한 신체 활동은 혈액 순환을 촉진하고 몸의 기능을 활성화시킬뿐더러 피로를 없애주는 물질 생성을 촉진시켜 장기적으로 볼 때 집중력과 인내력을 크게 높여준다. 특히 큰 시험을 앞두고 집중적인 공부가 필요할 때 많은 도움을 받게 될 것이다.

상업적 장난감과 집 안의 화학 물질을 가능한 한 없애자

옛날 고시생들은 절간으로 공부하러 가곤 했다. 조용하고 맑은 공기가 집중력을 높이고 몸과 마음을 건강하게 만들어주기 때문이었다.

창의력을 빼앗는 완성된 형태의 상업적 장난감보다는 흙, 모래, 물 등의 자연이야말로 훌륭한 창의적 놀잇감이다. 최근 일부 부유한 가정에서는 학교 건물이 없는 자연 학교를 선택하는 추세인데 폐품을 비롯해, 나무토막, 블록, 풀, 가위 등도 좋은 놀이 도구가 된다.

TV나 컴퓨터, 자동차 시트 등 일상생활에서 흔히 접하는 물건에 들어 있는 화학 물질은 어린이의 기억력과 지능지수(IQ)를 떨어뜨린다는 세계야생생물보호기금(WWF)의 보고가 있었다. 유럽연합(EU)의 연구 결과도 화학 물질이 어린이의 시각적 인지 능력과 행동 능력을 바꿔놓을 수 있으며 주의력 결핍 및 과잉행동

장애, 자폐증 같은 질병의 원인이 될 수도 있다고 지적한다. 또한 전자파는 피로감을 높이고 TV 시청이 잦은 아이는 읽기 능력이 떨어진다는 연구 결과도 있다. 장판, 접착제, MDF로 만든 가구, 소파, 드라이클리닝한 옷, 머리 염색약 그리고 새 물건에서 발생하는 화학 냄새를 최대한 줄여주는 게 바람직하다.

공부에 대한 스트레스를 주지 않는다

공부에 대해 압박감을 주면 순간적으론 성적을 올릴 수 있다. 그러나 최종적으로 공부를 잘하는 아이는 결국 스트레스를 덜 받는 아이다. 한 조사에 따르면, 시험에 대한 불안이 심한 경우 평소 실력보다 수능 점수가 9점 이상 떨어진다고 한다. 또 수험생 열 명 중 일곱 명이 소화 장애로 고통받고 있으며, 중·고생의 여드름은 학습 장애뿐만 아니라 왕따의 원인이 되기도 하는데, 그 발생 원인은 건강치 못한 음식과 함께 스트레스도 큰 몫을 하고 있다. 부부 싸움과 같은 집안 갈등은 아이들의 집중력과 의욕을 떨어뜨리기 때문에 화목한 집안 분위기를 만드는 데 무엇보다 힘써야 한다.

하지만 애석하게도 우리 부모들은 거꾸로 아이들만 다그친다. 그러나 부모의 욕심대로 결코 이루어지지 않는다. 아이를 똑똑하게 만드는 지름길은 현명하게 행동하는 부모에게 달려 있다. 우리 딸은 초등학교 6학년부터 고1 때까지 학교에 가는 대신 집에서 놀며(?) 농사일을 거들었다. 우리 부부는 딸에게 공부하라, 대학 가라는 말을 하지 않았다. 다만 아이에게 '네 인생은 네 것이다', '네 인생의 결과는 네 선택의 결과다', '성인이 되면 부모에게서 독립해야 하고, 부모 품 안에 있는 동안 독립을 준비해야 한다'는 말만 되풀이해왔다. 물론 그 말이 마음의 상처가 되지 않게 조심하면서. 그러나 딸은 검정고시를 준비하여 중학교와 고등학교를 졸업했고 이제 좀 더 공부하고 싶다며 대학 진학을 준비 중이다. 스스로 학비를 마련해야 한다는 것을 아는 딸은 등록금이 덜 들어가는 곳을 찾아 세계를 서핑하느라 지금도 분주하다. 부모가 할 일은 긍정적인 마음 자세로 건강한 삶에 대한 모범을 보이고 아이들이 스스로 공부할 수 있도록 동기를 부여하며 집중력과 두뇌 활동을 촉진하는 여건(환경, 음식, 신체 활동 등)을 제공하는 것뿐이다.

아주 쉬운 비만 탈출 노하우

나는 11년 전까지만 해도 몸무게가 74kg, 허리는 34인치에 달할 정도로 배불뚝이였다. 그러나 단 3개월 만에 17kg이 빠졌다. 일부러 감량을 한 것이 아니라 저절로 빠졌다. 어찌나 홀쭉해졌는지 상당수 옷들을 줄이는 데 한계가 있어 모두 '아름다운 가게'에 보낸 적이 있었다.

나 또한 그전까지 비만 탈출을 여러 차례 시도해보았지만 그때마다 실패했다. 왜냐하면 현대 의학 이론을 그대로 따랐기 때문이다. 황제 다이어트, 요요 현상, 에너지 항상성, 칼로리 다이어트 등등 비만과 관련된 수많은 이론들이 존재한다. 예전에 다이어트를 주제로 쓴 내 글을 다시 살펴보니, "다이어트로 지방이 빠진 빈 공간을 다시 채우려 왕성한 세포 활동이 일어나고, 심지어 다시는 빈 공간을 만들지 않기 위해 예전보다 더 많은 영양분을 확보하려 하기 때문에 다이어트가 쉽지 않다"는 에너지 항상성 이론을 인용한 글이 눈에 띈다. 지금 보면 참 우습다. 마음만 조금 바꾸면 다이어트가 얼마나 쉬운데, 왜 그렇게 거창한 이론을 인용하며 다이어트를 설명했을까 싶다.

예전엔 다이어트에 성공한 사람을 찾기가 쉽지 않았다. 현미밥 채식을 하는 사람을 찾는 게 하늘의 별 따기였던 시절이었기 때문이다. 지금은 채식 모임도 활성화되어 응원군을 쉽게 찾을 수 있지만, 그 당시에 채식을 고수하는 것은 전투에 가까웠다. 회식은 물론 일상적인 점심 식사 때 채식을 고집하면 '그래, 어디 얼마나 오래 사는지 보자', '그래서 힘쓰겠냐', '어디 아프냐'는 등 수많은 관심(?)을 받는다. 대부분 그 등쌀을 못 버티고 포기한다. 그러니 다이어트에 실패할 수밖에…….

비만 탈출을 꿈꾼다면 생각을 바꾸어야 한다. 이것이 핵심이다. 기존의 관념을 모두 벗어던져야 한다. 왜냐하면 기존의 주류 이론대로 성공한 사람을 찾기란 가뭄에 콩 나듯 찾아보기가 어렵기 때문이다. 기존 다이어트 방법처럼 처음부터 덜 먹고 많이 움직이면 거의 대부분 실패한다. 이미 위가 크게 늘어난 상태여서 소식으로 인해 너무 허기지면 폭식의 유혹을 뿌리치기가 어렵기 때문이다. 다이어트는 잘 먹고 잘 움직이고 잘 지내면 그만이다. 복잡한 이론은 필요 없다.

육식을 끊는 것이 다이어트의 핵심

현미밥 채식은 풍부한 섬유질과 혈당을 천천히 올리기 때문에, 초기에는 간식을 찾지 않을 정도로 배불리 먹어도 된다. 사람들은 내가 먹는 밥의 양을 보면 다들 놀란다. 그래도 빠진 살은 다시 찌지 않는다. 또한 도시락을 챙겨야 제대로 효과를 본다. 어쩔 수 없을 땐 채식 식당을 찾아야겠지만 이조차도 가급적 피하는 게 좋다. 오래 씹어 먹고 채소의 양을 늘릴수록 다이어트 효과는 빠르게 나타난다. 동물성 식품, 인스턴트, 정제 식품 등 병을 만드는 음식은 최대한 피해야 한다. 이 원칙을 벗어난 다이어트는 결코 성공할 수 없다. 해보면 알겠지만 육식을 끊는 것이 다이어트의 핵심이다. 그리고 그 효과는 여러분이 생각하는 것보다 아주 빨리, 극적으로 나타난다.

과격한 운동은 피하고 꾸준히 움직여라

과격한 운동은 허기를 빠르게 불러와 마구 집어먹고 싶은 유혹에 빠져 다이어트의 효과를 무용지물로 만들 수 있다. 대신 일상적인 활동을 늘려라. 가장 좋은 것이 텃밭 활동이다. 도시에 산다면 다른 동료의 녹차 심부름과 사무실 청소를 자청하라. 집안 청소와 설거지를 자기 일로 만들라. 자동차 대신 대중 교통수단을 이용하고, 버스 안에서도 주로 서 있고, 될수록 걷고 엘리베이터를 타는 대신 계단을 오르내리며 자기 몸을 직접 쓰라. 나는 진료 중에, 컴퓨터를 할 때도 종종 서서 일한다. TV 시청 시엔 요가나 기마 자세를 취한다. 이렇게 낮에 충분히 움직였다면 적당히 피곤할 것이며 밤에는 단잠을 잘 수 있다.

일찍 잠자리에 들어라

잠을 일찍 자면 식욕 감소 호르몬(렙틴)이, 늦게 자면 식욕 촉진 호르몬(그렐린)이 많이 분비된다. 또 일찍 자면 신진대사에 관여하는 성장 호르몬과 성호르몬, 신체 리듬을 조절하는 멜라토닌 분비로 다이어트를 쉽게 이끌어준다.

주어진 일들을 기쁘게 받아들여라

매사에 긍정적으로 생각하고, 주어진 일들을 기쁘게 받아들이는 태도가 중요하다. 스트레스 상황에 놓이면 대부분 먹는 것 또는 술을 찾거나 자포자기 심정에 빠져 이제까지 쌓아온 공든 탑을 무너뜨릴 수 있다. 만약 이런 상황이 오면 현미 주먹밥을 만들어 가까운 숲으로 여행을 떠나라!

늘어난 위를 줄여주는 단식도 좋은 방법

만약 더 빨리 살을 빼고 싶다면 단식을 추천한다. 단식은 늘어난 위를 줄여주어 소식으로 더 빨리 이끌어준다. 다만, 단식만으로는 살을 뺄 수 없다. 단식 후에 건강한 삶을 유지해야 한다. 그렇지 않다면 반드시 원래대로 되돌아간다.

비만은 이제 질병으로 인식되기 시작했다. 다시 말해 비록 당장 특별한 증상이 없더라도 곧 당뇨병, 고혈압, 뇌졸중, 심장병, 암, 퇴행성 관절염, 골다공증 등 심각한 질병의 예고편이 비만이다. 비만은 당신의 생활이 엉망이어서 그 결과로 병이 곧 드러날 수 있다고 알려주는 바로미터다. 비만은 외형적 문제일 뿐 아니라 내적인 문제다.

  비만에 대한 생각을 바꾸자. 적당히 살이 쪄야 무언가 있어 보이고 중후해 보인다는 착각을 벗어던져라. 뿌린 만큼 거둔다. 찐 만큼 대가를 치러야 한다. 선택은 여러분의 것이다. 사실 체중을 줄이는 일은 그리 어렵지 않고 오래 걸리지도 않는다. 문제는 빠진 살을 잘 유지하는 게 더 중요하다. 다른 질병과 같이 자기 삶을 돌아보고 삶의 변화를 주는 기회로 비만을 활용하는 지혜로운 사람이 되길 바란다. 마음을 바꾸면 그 마음대로 간다. 몸은 곧 날아갈 듯 편해질 것이다.

디스크와
요통의 치유

　허리가 아프면 보통 허리 디스크를, 또 디스크 하면 수술을 먼저 떠올린다. 하지 감각이 저릿하고 심지어 마비 증상과 통증 때문에 걷지 못할 정도에 이르면 큰일이 난 줄 알고 당황하여 병원에 입원한다. 증상이 바로 좋아지지 않으면 의사의 권유를 받자마자 덜컥 수술에 동의한다. 이것이 일반적인 허리 디스크 통증에 대처하는 형태다.

　15년 전쯤 일이다. 오전에 진료실에서 전화를 받았다. 어머니였다. 아침에 갑자기 허리가 아파서 일어나질 못해서 당황한 나머지 응급실로 갔는데 몇 가지 검사를 통해 허리 디스크라며 바로 수술하자는 담당 의사의 결정에 다급하게 전화를 하신 것이었다. 나는 우선 응급 수술이 필요한 것은 아니라 판단하고 꼼짝도 못하는 어머니에게 내려진 수술 권유를 강력히 막았다. 어머니는 입원하여 조금 쉬시다가 몸을 움직일 수 있게 되자 열심히 움직였고, 결국 수술하지 않고 퇴원하신 일이 생각난다. 그 당시 다른 환자들이 어머니를 악바리라고 불렀다. 그 후 나는 어머니에게 복근을 강화시켜야 허리가 안 아프다고 조언했다. 복근 운동을 열심히 한 이후 어머니의 허리 통증은 사라졌다.

   수술로 자유롭게 움직일 수 있다면 굳이 수술을 마다할 이유가 없다. 하지만 대부분 부자연스럽거나 심지어 거동이 불편한 경우를 자주 본다. 수술 아니면 보통 물리 치료, 침, 뜸, 부항 그리고 약을 찾게 되는데 이런 치료법들은 보조 수단에 불과하다. 이런 치료로 증상을 가라앉힌 뒤 다시 전과 같은 상황으로 돌아가면 재발한다. 이런 치료법에만 의존할 경우 평생 병원을 들락거리고 점점 악화되어서 어쩔 수 없다고 판단되면 수술이라는 절차를 밟는다. 이것이 보통 사람의 운명이다. 이런 불편함을 벗어나려면 보통 사람의 생각에서 벗어나야 한다.

   먼저 어떨 때 요통이나 무릎 관절통이나 근육 통증이 오는지 살펴보라. 첫째, 비만으로 인해 지속적인 하중을 받기 때문이다. 둘째, 운동선수나 육체노동자처럼 지나치게 사용한 경우다. 셋째, 바르지 않은 자세로 일할 때 근육통이 잘 생긴다. 특히 평소 활동량이 부족하여 근력이 약하거나 피로가 누적되었을 때 잘 나타난다.

   그렇다면 무엇을 해야 할까? 당연히 관절이나 근육에 무리한 하중을 주지 않기 위해 살을 빼야 하며, 약해진 근력을 키우고, 과다 사용을 줄이고, 바른 자세로 일하는 법을 익히고, 평소 피로해진 근육을 잘 풀어주어야 한다.

요통, 관절통, 근육통이 막 생겼을 때의 대처법

허리가 삐끗했다든지, 갑작스러운 어깨 통증 때문에 움직이기 어려운 급성기라면 초기 1~3일 동안은 그 부위 사용을 제한하고 찬찜질 등을 통해 염증 상태를 안정시킨다. 그러나 이럴 때도 다른 부위와 주변 근육을 적당히 움직여주는 게 좋다. 예를 들어 다리 저림 등으로 거동조차 어려운 허리 디스크 환자라도 누운 상태에서 항문 조이기(케겔 운동)와 상체와 목 운동을 통해 근육을 움직여야 한다. 그래야 혈액 순환이 촉진되어 치유가 빨라진다.

점차로 통증 부위를 서서히 움직이기 시작해서 시간을 충분히 두고 강도를 높여주어야 한다. 아프다고 전혀 움직이지 않으면 오히려 더 오래간다. 이때는 주로 더운찜질을 통해 근육을 풀어주고 혈액 순환을 촉진시켜준다.

보통 요통이 생기면 척추뼈나 디스크 그리고 등 쪽 근육에만 주로 관심을 기울인다. 하지만 관절이나 뼈보다는 그것을 둘러싸고 있는 근육과 인대에 초점을 두어야 한다. 왜냐하면 허리 디스크 치유에서 허리 척추를 받치는 양대 축인 복근과 등 근육 중에서 특히 복근의 강화가 중요하기 때문이다.

농사지을 때 지지대에 묶인 고추가 쓰러지지 않는 것처럼 척추 앞뒤 근육이 튼튼해지고 잘 관리되면 디스크는 저절로 사라진다. 앞뒤 근육 중 가장 중요한 것이 복근이다. 왜냐하면 평소 등 쪽 근육은 자주 써서 근력이 어느 정도 있지만 앞 근육인 복근이 약해져 있을 때 이를 보완하기 위해 등 근육에 더 큰 힘이 가해지기 때문이다.

평소 관리는 이렇게

사람들은 운동 하면 걷고 뛰고 등산하는 유산소 운동을 먼저 생각한다. 물론 유산소 운동도 중요하지만 동시에 근력 강화 운동에도 신경을 써야 한다. 복근 운동(누워서 다리 들기와 허리 들기), 복식호흡, 아령, 팔굽혀펴기, TV를 보거나 컴퓨터 작업을 할 때 취하는 기마 자세, 108배 등 운동을 생활에 수시로 접목시키면 따로 헬스장을 찾을 필요가 없다.

바른 자세 역시 무척 중요하다. 물건을 들 때 허리를 굽히기보다는 몸에 바짝 붙여서 허리는 곧추세우고 다리에 힘을 주고 들어 올린다. 이때 팔도 최대한 굽혀 몸에 붙인 상태에서 드는 습관을 들여야 한다. 평소 앉아 있을 때는 허리를 곧추세우고, 종종 골반 자세를 취해 골반을 바로잡아주는 습관을 기르자.

또한 몸을 크게 움직이기 전이나 일을 시작하기 전, 일을 마친 뒤, 그리고 자기 전에는 꼭 근력을 풀어주자.

평소 충분한 신체 활동을 하되 과로하지 않기, 몸을 움직이기 전에 충분히 근육을 풀어주기, 그리고 바른 자세의 습득이 반드시 필요하다. 이런 행동이 몸에 익숙해지면 웬만한 활동에서도 부상을 현격하게 줄여주고 회복 속도 역시 빠르게 높여준다.

현미밥 채식은 피로를 풀어주고 비만을 해결해주며 근력과 지구력을 강화시켜준다. 세계적인 보디빌더, 테니스 선수, 육상 선수들 중에는 채식가들이 꽤 많다. 고기를 좋아하는 유명 마라톤 선수도 시합 며칠 전부터는 육식을 입에도 대지 않는다.

요즘 시골 노인들 대부분은 관절 한두 군데에 이상이 있다. 과로도 문제이지만, 설탕과 정제 식품 그리고 동물성 식품 섭취량의 증가가 주원인이다. 간식으로 진한 커피(믹스커피에 설탕을 듬뿍 넣은)와 빵이 제공되고 노인정에는 과자와 음료수가 늘 널려 있다. 이러한 음식은 혈액을 탁하게 만들어 신체 전반의 기능 저하를 초래하며, 설탕은 관절 염증에 큰 기여를 한다.

고혈압은
병도 아니다

미국의 경우 고혈압 환자는 성인 세 명 중 한 명 이상일 정도로 흔하다. 우리나라는 어떨까? 국민건강보험공단과 건강보험심사평가원의 자료에 의하면, 30세 이상의 고혈압 유병률은 2008년에 26.3%, 2010년엔 26.9%로 갈수록 높아지고 있다.

또한 고혈압은 한번 약을 먹기 시작하면 평생 먹어야 하는 질환으로 알고 있다. 그리고 약으로 혈압 수치가 조절되면 해결된 줄 알고 안심한다. 즉, 고혈압은 평생 약에 의존하면서도 나을 수 없는 병으로 이해하고 치유를 포기하며 사는 것이다. 병원에서 의사들이 그렇게 말했으니 믿을 수밖에.

정말 그럴까? 아니다. 약을 끊고 혈압도 잡고 건강을 되찾고 싶다면 생각을 바꾸자!

먼저 '고혈압은 병도 아니다'라고 생각하자. 혈압이 올라가는 고혈압은 그 자체론 병이 아니다. '아, 내 몸에 무언가 문제가 생졌구나?' 하고 알려주는 하나의 증상일 뿐이다. 즉 병을 만드는 삶을 일깨워주는 고마운 증상이다.

그렇다고 병도 아니니 무시하자는 말이 아니다. 오히려 이런 증상이 왜 생겼는지, 또 방치하면 어떤 결과가 올지에 대해 관심을 기울여야 한다. 고혈압의 합병증인 뇌혈관 질환, 심장병(심근경색 등)은 우리나라 국민의 사망 원인 2, 3위이며, 만성 신부전이나 고혈압성 망막증 역시 점점 더 많아지고 사망자도 늘고 있다. 이 환자들은 거의 모두 고혈압약을 먹었다. 약을 복용했지만 예방하지 못했다는 말이다. 다시 말해 증상만 잡으려고 기를 쓰면 쓸수록 돈과 시간 낭비는 물론 고통도 커질 수밖에 없다는 것을 이해해야 한다.

그렇다면 왜 혈압이 올라갔을까? 세포는 말초 혈관을 통해 산소와 영양을 공급받는데, 어떤 이유로든 공급량이 줄어들면 우리 몸의 세포들은 더 보내달라고 요구한다. 대표적인 것이 동맥경화증으로 혈관이 좁아져 있는 경우다. 좁아진 혈관을 통해 혈액량을 늘리려면 혈압을 올릴 수밖에 없다. 즉, 피의 공급량을 늘리려는 우리 몸속 의사의 처방이 바로 고혈압이다.

따라서 혈압을 막무가내로 떨어뜨리려고 덤비면 안 된다. 고혈압이 나타나는 기전(동맥경화증)과 그 기전이 발병하는 근본 원인(동맥경화증 원인)에 관심을 기울이고 해결하려는 데 초점을 맞추어야 고혈압을 근본적으로 해결하고 합병증으로 진행되는 것을 막을 수 있다.

음식

고혈압의 대표적 원인인 동맥경화증은 동맥 혈관이 좁아지고 굳어지고 두꺼워지는 현상을 말하는데, 주로 동맥 벽에 기름때가 끼어 생긴다. 가장 중요한 기름때는 콜레스테롤과 중성 지방, 즉 고지혈증이다. 기름때는 외부에서 직접 섭취되기도 하고(고기, 생선, 우유, 달걀 그리고 그 가공품 등), 우리 몸 안에서 만들기도 한다(설탕, 흰쌀, 흰 밀가루와 그 가공품 등). 따라서 이들 음식을 피하고, 대신 콜레스테롤이 없으며 섬유질과 항산화 물질이 풍부한 현미밥 채식으로 바꾸면 고지혈증, 동맥경화증 그리고 고혈압은 거의 대부분 완치된다.

짠 음식 역시 고혈압의 주원인이라는 주장도 있지만, 그 역할에 대한 논란은 아직 남아 있다. 분명한 것은 짜게 먹으면 다른 음식을 더 먹게 될 가능성이 높아지고, 아무리 좋은 것도 지나친 것은 문제라는 인식이 필요하다. 필자의 아버님은 무척 짜게 드시고 복부 비만이시다. 그러나 소식과 규칙적인 산행으로 80대 중반을 넘긴 지금도 큰 문제가 없다. 개인적인 사례지만 짠 음식보다 과식, 그것도 나쁜 음식의 과다 섭취에 우선적으로 초점을 맞추어 해결해야 한다.

신체 활동과 쉼

한국 성인 중 하루 다섯 시간 이하의 수면을 취하는 사람은 고혈압 위험이 평균 일곱 시간 수면을 취하는 사람에 비해 1.5배

높다는 연구 결과가 있다. 잠이야말로 보약이다. 또한 햇빛 아래서의 충분한 신체 활동은 혈관의 탄력성과 순환을 촉진시켜 고혈압의 빠른 완치에 크게 기여한다. 물론 격한 운동은 오히려 해를 끼친다. 따라서 꾸준히 그리고 조금씩 강도를 높이자.

환경

공해에 노출되면 그만큼 산소 포화도가 떨어지고 말초 세포로의 산소 이동량 역시 줄어들기 때문에 당연히 혈압을 올리려고 한다. 맑고 깨끗한 자연의 혜택을 누리자.

마음

채식을 하고 뚱뚱하지 않은 분들 중에도 고혈압 환자가 있고, 뇌졸중이나 심장병으로 사망하는 경우도 있다. 대개 마음을 다스리지 못해서 오는 경우다. 예민하고 집착이 강하면서 자기 안에 화를 담아놓고 잘 드러내지 못할 때 또는 지나치게 화를 잘 낼 때 발생한다. 마른 체형의 고혈압이 비만형보다 심장병과 뇌졸중 발병에 더 부정적인 영향을 미친다는 연구 결과가 있는데, 이는 마음과 연관이 있어 보인다.

그렇다면 약은 당장 끊을까? 물론 당장 끊을수록 좋다. 하지만 삶의 변화 없이 의욕만 앞서면 더 큰 화를 불러올 수 있다. 예를 들어 마음을 가라앉히는 데 실패하여 치밀어 오르는 화를 다스리지 못한다면 뇌혈관이 터질 수 있다. 혈압약을 먹지 않았을 때 뇌출혈 가능성이 더 높다는 것은 분명하다. 그러므로 일단 약을 계속 복용하면서 현미밥 채식, 격하지 않은 신체 활동을 조금씩 늘려가며 약을 줄이다가 천천히 끊어도 좋다. 약을 빨리 끊고 싶다면 건강한 삶으로 빠르게 변화를 주어라. 당장 그렇게 할 수 있다면 하루라도 빨리 약을 끊는 게 더 좋다. 얼마나 빨리 약을 끊고 건강한 몸으로 거듭날지 여부는 오직 당신의 선택에 달려 있다.

당뇨병이
성인병이라고?

흔히 당뇨는 성인병으로 여긴다. 췌장의 선천적 인슐린 분비 결함에 의해 생기는 소아 당뇨(제1형 당뇨병)와 달리 제2형 당뇨병은 과체중과 비만한 성인에게서 주로 발생하기 때문이다. 그러나 소아에서 1형이나 2형 당뇨병 역시 계속 늘고 있는 까닭에 소아와 성인의 구분의 의미는 퇴색되어 이젠 잘 쓰이지 않는다. 국내 당뇨병 환자는 약 500만 명(전체 인구의 10%)으로 꾸준히 증가하고 있는데, 2030년에는 약 700만 명으로 전체 인구의 14~15%가 당뇨병 환자로 진단받을 것이라 예상하고 있다.

왜 이렇게 당뇨 환자가 증가하는 걸까? 현대 의학에서는 주원인으로 노령 인구의 증가를 내세우며, 어쩔 수 없는 것인 양 넘어가려고 한다. 하지만 장수촌에는 당뇨병이라는 말 자체도 생소하다. 또한 성인 당뇨병의 발생은 40~60대에 70%가 집중될 정도로 중·장년에서 발병하며, 청년기 당뇨병 발생도 기하급수적으로 늘고 있다. 유전이나 나이 때문이 아니라는 말이다.

진짜 이유는 물질의 풍요에 따른 비만 인구의 증가, 신체 활동 부족, 스트레스 증가 그리고 환경 오염 때문이다. 그런 까닭에 '의학의 아버지'로 불리는 히포크라테스는 당뇨병에 대해 별로 언급하지 않았다. 당시에는 당뇨병을 찾아보기가 어려웠기 때문이다. 다시 말해 당뇨병은 현대 문명의 산물이다.

이렇게 현실을 직시해야 당뇨병 예방과 치유의 길이 보인다. 유전이나 나이 탓을 할 것이 아니라 자연의 삶으로 돌아가면 된다. 옛사람들처럼 생활하면서 소박한 마음으로 지내면, 우리 몸도 그렇게 바뀐다.

음식

당뇨병은 비만의 산물이라 해도 과언이 아니다. 따라서 비만을 일으키는 설탕과 정제 식품(흰쌀, 흰 밀가루, 보리쌀), 동물성 식품 그리고 인스턴트를 피해야 한다. 현미밥 채식으로 바꾸는 순간 곧바로 혈당이 뚝 떨어지는 놀라운 경험을 할 것이다.

신체 활동과 잠

과격한 운동은 혈당을 빠르게 떨어뜨려 먹을 것을 찾게 만들고, 더 먹게 되면 혈당이 더 오르면서 인슐린 요구량이 더 증가한다. 결과적으로 당뇨병을 더 악화시킨다. 따라서 빠르게 소모시키기보다 덜 먹는 것이 중요하다. 혈액 순환을 촉진하고 신체 전반의 기능을 향상시키는 정도의 활동량이면 충분하다. 텃밭일이나 집안일 그리고 걷기처럼 꾸준히 움직이는 활동이 좋다. 또 잠을 잘 자야 혈당 조절 호르몬이 원활하게 분비된다.

마음의 평화

일본의 한 저자는 "50년 전에 비해 탄수화물 함량이 높은 마와 쌀의 섭취량이 각각 10분의 1과 절반 정도로 줄었지만 당뇨병 환자의 수는 전혀 줄지 않았다"는 근거를 제시하면서 당분 과다 섭취보다는 스트레스가 더 문제라고 주장했다. 아드레날린, 노르아드레날린, 코르티솔 등은 혈당을 상승시키는 호르몬이다. 이런 호르몬은 교감신경이 긴장했을 때, 즉 스트레스 상태에 있을 때 분비된다. 그리고 혈당을 낮추는 인슐린은 편안하게 안정되었을 때, 즉 부교감신경이 활발하게 움직일 때 분비된다. 스트레스를 조절하고 편안한 마음을 지닐 수 있는 길을 찾아야 한다.

혈당이 잘 조절되지 않는 당뇨병 환자가 간혹 있다. 바로 스트레스 때문이다. 그때는 자기 삶, 그중에서도 마음을 들여다보아야 한다. 마음의 평화가 깨져 있다면 치유는 요원하다. 이때는 기도와 명상을 통한 마음 수양이 꼭 필요하다.

환경

오염된 공기는 염증을 유발하며 체지방을 증가시키고, 나아가 실험 쥐의 인슐린 반응을 방해한다. 그리고 나쁜 식이 습관을 유지할 경우 이러한 가능성은 더욱 커지는 것으로 밝혀졌다.

합병증 예방 및 치유

평생 당뇨약을 먹으면서 보리밥, 유산소 운동 그리고 저혈당에 빠졌을 땐 사탕이나 초콜릿을 먹으라는 의사의 말에 충실할수록 이제까지 그래왔던 것처럼 당뇨약의 용량은 늘어난다. 생활 습관을 바꾸지 않는 한, 약을 사용해도 혈관 질환(뇌졸중, 관상동맥 질환, 말초 혈관 질환, 망막증), 신경병증(저림 등 감각 이상), 신장 이상 등 당뇨병 합병증으로 발전한다.

이제부터 병원 의사에게 향했던 시선을 거두고 자기 몸 안의 의사와 삶에 집중하라.

약을 바로 줄여야 한다. 왜냐하면 생활 습관을 바꾸고 약을 그대로 복용하면 바로 저혈당 상태가 되어 낭패에 빠질 때가 많다. 가능한 한 자주 움직이고, 식사량을 얼마나 줄이느냐에 따라 치유 속도는 결정된다. 당연히 한 입 먹고 100번 이상 씹어 먹어야 한다. 인슐린 펌프를 몸에 차고 다니면서 속효성 인슐린을 매 끼니 18단위씩 맞던, 예순 중반을 넘긴 당뇨병 환자(고혈압과 신장 이상을 동반)가 약을 중지하고 3주도 채 안 돼 식전 혈당이 120, 혈압이 정상으로 떨어진 것을 보고 간호사들이 다들 신기해한다. 신기한 일이 아니다. 자연치유적 삶을 잘 따른 당연한 귀결이다.

단식부터 시작하여 약을 바로 끊을 경우 오랫동안 당뇨병을 앓아온 환자는 저혈당 수치가 아님에도 어지럽거나 두통 증상을 호소할 수 있다. 높은 혈당에 적응된 몸 상태이기 때문이다. 이때는 물을 자주 마시고 불안한 마음을 명상 등으로 다스리며 휴식을 취하면 대부분 가라앉는다. 만약 참기 어렵다면 단식보다는 현미밥 채식 등을 통해 서서히 약을 끊는 방법을 택해야 한다.

당뇨병(고혈당), 고지혈증(중성 지방 및 총 콜레스테롤의 증가), 고혈압 등 '3고 질환' 역시 삶의 결과다. 이제부터 선택은 당신의 손안에 있다.

골다공증의
치유와 예방법

　40세 이상 여성 가운데 19%가, 남자는 8%가 골다공증 환자다. 해가 거듭될수록 그 비율은 늘어난다. 겉보기에 건강해 보이는 20~30대 여성조차 30%가 골다공증의 전(前) 단계에 해당하는 골감소증을 앓고 있는 것으로 조사됐다. 먹을 것이 부족해 영양 결핍이 흔했던 옛날보다 오히려 뼈가 더 약해진 듯하다. 왜 그럴까?

　그것은 착각과 오해 때문이다. 뼈를 튼튼하게 만들어줄 것으로 믿었던 음식과 방법들이 오히려 뼈를 약하게 만드는 결과를 불러왔기 때문이다. 대다수 의사들이 골다공증 환자에게 권하는 우유나 멸치는 과다한 동물성 단백질로 이루어져 있다. 단백질은 질소와 인을 다량 함유하고 있어 분해되면 최종적으로 산성을 띠는 질소화합물과 인화합물을 생성한다.

　설탕이나 정제 식품 그리고 인스턴트식품은 알칼리 성분이 거의 들어 있지 않아 우리 몸을 빠르게 산성화시킨다. 이런 산성 물질을 중화하기 위해서는 알칼리 원소(칼슘 등)가 필요한데, 오히려 칼슘이 뼈에서 빠져나와 결과적으로 뼈에 구멍이 뚫리는 골다공증이 생긴다. 의사들이 처방한 칼슘제 역시 많이 섭취한다고 해서 골절이나 골다공증이 줄지 않는다는 새로운 연구 결과도 발표됐다.

하지만 칼슘제나 우유와 멸치를 믿고 정작 중요한 삶의 변화를 등한시한 것이 더 큰 문제다. 물질이 풍요로울수록 뼈를 약하게 만드는 음식을 더 선호하고, 육체적 노동과 낮 동안의 야외 활동은 줄고, 더 많은 풍요를 위해 스트레스를 키워나가는 것을 어쩔 수 없는 삶으로 당연스레 여기는 게 현대인의 특징이다. 바로 이 특징이 골다공증을 비롯해 거의 모든 질병을 더 심각하게 더 많이 키우는 것이다. 유제품(우유, 치즈, 요구르트 등)을 가장 많이 섭취하는 나라일수록(핀란드, 스웨덴, 미국, 영국 순) 골다공증 환자가 가장 많다는 통계가 나올 수밖에 없는 이유다.

그렇다면 골다공증 치유와 예방은 어떻게 해야 할까? 앞서 말한 우리 몸을 산성화시키는(뼈를 녹이는) 상황을 피해야 한다. 동물성 식품(과단백과 과지방), 설탕과 정제 식품 그리고 인스턴트식품 등 산성 식품, 스트레스, 운동 부족과 과로, 공해 등 병을 만드는 삶에서 멀어져야 한다. 그리고 그 자리를 자연치유적 삶으로 채워야 한다.

신체 활동과 잠 그리고 환경

낮 동안 피부에 햇빛이 닿으면 비타민 D가 활성화되어 칼슘과 인의 흡수를 증대시켜 골격 형성을 돕는다. 또 눈을 통해 신경을 자극하여 뇌에서 활력 호르몬(세로토닌) 분비를 촉진함으로써 몸의 기능과 밤의 숙면을 도와 성장 호르몬과 성호르몬 발생을 자극한다.

또한 체중을 실어서 걷는, 뼈를 다져주는 움직임은 칼슘 섭취 이상으로 중요하다. 바른 음식을 섭취하면 몸이 필요로 하는 칼슘 양은 그리 많지 않다. 오히려 몸에 들어온 적은 양의 칼슘을 얼마나 효율적으로 쓸 것인가, 그런 환경을 만드는가가 중요하다. 즉 많이 걸어야 한다. 뼈를 튼튼하게 하고 싶다면 햇볕 아래서 걸어야 한다.

뼈를 튼튼하게 하는 음식

칼슘은 우리 몸을 알칼리 상태로 유지해주고 피로(산성 상태)를 풀어주며, 해독 기능이 있는 음식이 뼈를 튼튼하게 하는 음식이다. 바로 현미밥 채식이다. 칼슘이 많이 든 음식을 우유로 알고 있지만 참깨, 다시마, 미역, 김, 케일, 무청, 고춧잎 등 푸른 채소에는 우유보다 3~10배 이상의 칼슘이 들어 있다. 다시마는 우리 집에서 맛을 내는 데 기본일 뿐만 아니라 가장 많이 먹는 음식 재료 중 하나다.

건강 유지는 풍요로움이나 보건 의료의 발달과 무관하다. 병원에서 처방하는 골다공증 치료제가 뼈를 튼튼하게 하는 것이 아니라 오히려 골절을 쉽게 만들고 심지어 식도암 발생을 두 배까지 늘린다는 주장도 있다. 칼슘 등의 영양소가 다량으로 함유되어 있어 골다공증에 좋다는 홍화씨 역시 과단백(칼로리 비율로 16.5%, 현미의 2배) 과지방 식품이며, 실제로 고춧잎이나 무청에 비해 칼슘은 2분의 1 수준에 불과하다. 골다공증을 예방하려면 칼슘의 섭취를 늘리는 것이 아니라 뼈를 녹이는 식품 섭취를 줄이고 건강한 삶으로의 변화를 주어야 한다.

무엇이든 지나치고 인위적인 것은 오히려 건강의 적이다. 건강과 치유는 적당히 움직이고 자연의 음식을 먹으며 자연과 가까워지는 등 얼마나 자연치유적 삶에 다가가느냐에 달려 있다. 수십 명의 아이를 출산한 아프리카 여성들의 뼈가 왕골이고 통뼈인 이유는 우유를 많이 먹어서가 아니다. 뼈에 좋은 채식 위주의 식단과 햇볕 아래에서의 신체 활동과 낙천적 성격이 주된 요인이다. 자연에 가까워져라. 그러는 동안 뼈는 자연스럽게 튼튼해지고 몸과 마음은 건강해질 것이다.

간경화, 간암 등 간 질환의 치유

'우리 몸이 1000냥이라면 간은 900냥이다', '간에 기별도 안 간다', '애간장을 녹인다', '간이 부었다' 등 다른 장기에 비해 간장과 관련된 속담이 참 많다. 그만큼 간이 우리 몸에서 중요하다는 것을 옛사람들은 이미 알고 있었다.

이렇게 중요한 간에 대한 생각을 우리는 얼마나 하고 살까? 별로 없다. 하지만 간을 걱정해주는 사람은 따로 있다. 간장약과 간장 음료와 식품을 만들어내는 회사들이다. 대부분의 사람들은 그들의 광고에 따라 순한 양처럼 술을 마시기 전후에 열심히 그들이 만든 제품을 챙겨 먹는다. 마치 그렇게 하면 술을 아무리 마셔도 절대 간 질환에 걸리지 않을 것이라고 확신하는 듯. 하지만 그런다고 간 질환에서 자유로울까?

흔히들 간암의 원인으로 B형 간염 바이러스와 아플라톡신이라는 발암 물질을 거론한다. 조사에 의하면, B형 간염 바이러스를 갖고 있는 경우 간암 발생 확률이 20~40배나 높다고 하니 그런 추측을 할 만하다. 그러나 이는 커다란 착각이다.

《건강 음식 질병에 관한 오해와 진실》이라는 책에 언급된 몇 가지 실험 연구를 살펴보자. 아플라톡신 또는 B형 간염 바이러스를 투여하여 유전자 형질을 변형시킨 쥐에게 총 칼로리 대비 동물성 단백질 20%와 5% 그리고 단일 식물성 단백질(콩 또는 밀) 20%를 먹이로 준 실험 결과는 입이 떡 벌어질 정도로 놀랍다. 동물성 단백질 20%를 준 그룹에서는 100% 간암이 발병한 반면, 동물성 단백질 5%와 식물성 단백질 20%를 먹이로 준 그룹에서는 '0'%, 단 한 마리에서도 간암이 발병하지 않았다.

강력한 발암 물질인 아플라톡신 또는 B형 간염 바이러스에 노출되고도 동물성 단백질이 과잉 공급되었을 때는 간암이 발병하지만, 소량의 동물성 단백질 또는 다량의 식물성 단백질을 투여했을 때는 왜 전혀 간암이 발병하지 않았을까? 그 이유는 간단하다. 유독성 발암 물질은 유전자를 변형시키지만, 변형된 암세포를 성장시키는 것은 동물성 단백질이기 때문이다. 따라서 암의 먹이인 동물성 단백질을 많이 섭취할수록 암 발생 가능성이 커진다는 말이다. 기존의 상식을 그대로 따를 것인가, 뛰어넘을 것인가는 이제 당신의 몫이다.

가장 효율적인 방법은 금식

피곤해지고 황달이 생기고 복수가 차는 등 몸이 붓는 이유는 간이 더 이상 일을 할 수 없는 상태에 이르렀다는 내 몸 안 의사의 경고다. 따라서 우리는 그 경고를 받아들여 간을 내버려두어야 한다. 보통 우리는 무언가 간에 좋은 것을 찾으려 한다. 하지만 나쁜 것을 멀리하고 간을 쉬게 해주면 우리 몸은 스스로 치유한다. 치유의 가장 효율적인 방법은 금식이다. 금식은 단순히 발암 물질의 유입(술과 음식이나 공해 등)을 차단하는 것만이 아니다. 유기농이나 유기농 고기라 해도 이들을 대사하는 것은 결국 간이다. 특히 칼로리를 적게(절식) 또는 아예 투여하지 않는 금식이 초기 단계에서는 무엇보다 중요하다.

동물성 단백질은 약 주고 병 주는 꼴

다음 단계에서는 간을 괴롭히지 말고 이롭게 해야 한다. 지극히 당연한 말인데도 대부분 그렇게 살지 않는다. 스트레스는 강력한 발암 물질이며 동시에 암의 먹이가 된다. 긍정적이고 밝은 마음가짐이야말로 치유의 기본이다.

피토케미컬, 비타민, 무기질 등이 풍부한 채식, 특히 다양한 야채는 거의 다 간에 이롭다. 그리고 간 해독에 좋다는 재료들 중 쉽게 얻을 수 있는 것들을 조금 더 챙기면 충분하다. 간혹 북어, 전복, 다슬기나 모시조개 등도 간에 좋다고 거론되는데, 이는 하나만 알고 둘은 모르는 소리다. 분명 간 해독에 좋은 성분이 들어 있다. 그러나 동물성 단백질과 지방 그리고 생물 농축 물질 등 간을 피곤하게 만드는 물질 역시 많이 들어 있다. 한마디로 약 주고 병 주는 꼴이다. 다른 방법이 없다면 모르겠지만, 훌륭한 채식이 있는데 이것들을 택할 이유가 하나도 없다.

아울러 잠을 잘 자면 당연히 간은 푹 쉬고 원기를 얻는다. 잠을 잘 자기 위해서라도 낮에 맑은 공기를 주는 숲 가까이서 햇볕을 쬐고 자주 움직여야 한다. 그러나 지나친 운동은 간에 무리를 준다. 간암 판정을 받은 뒤 음식을 바꾸고 회복됐다가 산행과 산악자전거 등을 타며 열심히 운동했는데도 재발한 간암 환자가 있었다. 상담 결과, 직장 스트레스도 큰 원인이지만 지나친 운동이 간에 무리를 준 것도 한 요인이라고 나는 결론을 내렸다. 심하게 움직였으니 많이 먹을 것이요, 많이 먹었으니 간이 해독해야 할 일도 많다. 무엇이든 지나치면 안 된다.

대부분의 간경화 정도는 병도 아니다. 간경화에서 간암으로 진행된 환자분과 상담을 하는데 4년 전 앓던 간경화는 1년 정도 건강한 생활을 하니 완치되더라는 자신의 경험담을 들려주었다. 그런데 다 나은 줄 알고 다시 옛 생활(술과 육식 그리고 활동 부족 등)로 돌아갔다가 몇 년 뒤 간암 판정을 받고 나를 찾아왔다. 이런 예는 주변에서 쉽게 찾아볼 수 있다. 술과 육식을 좋아하여 간 질환으로 두 번의 죽을 고비를 넘긴 이웃이 있다. 그가 한 일은 우선 단식으로 간을 쉬게 한 뒤, 도시를 떠나 시골에 정착하여 현미밥에 완전 채식을 하고, 술도 끊었다. 모두 다 죽을 거라고 했지만 지금은 엄청나게 힘센 장사로 소문나 있고, 농사도 잘 짓고 있다.

　간은 해독 기관이면서도 재생 기능 또한 갖추고 있다. 그래서 대부분 어렵지 않게 치유된다. 하지만 재생 기능까지 크게 손상받으면 그때는 매우 어렵다. 우리 몸 안은 끊임없이 해독해야 할 물질이 생성되기 때문에, 이를 해독할 능력이 현저히 떨어질 정도라면 그땐 더욱 철저히 해독 물질을 제한하고 만들지 않게 하는 피나는 노력이 필요하다.

　다시 한 번 강조하지만, 무엇이든 간에 좋은 것을 찾으려는 노력은 대부분 수포로 돌아간다. 아무리 좋은 것도 정도를 지나치면 헛수고다. 소박하고 평범하며 자연적인 삶만이 최고의 간장약이자 만병의 약이다.

뇌졸중
예방과 치유

중풍으로 더 잘 알려진 뇌졸중. 소리 없이 다가오는 저승사자라고 불릴 정도로 치명적이고, 살아난 사람도 온갖 신경학적 후유증을 남기는 질환이다. 뇌가 졸도 중이라는 의미의 뇌졸중(腦卒中)은 뇌 혈류 이상으로 갑작스럽게 유발된, 국소적인 신경학적 결손 증상을 통칭하는 말이다.

어제까지 멀쩡했던 이웃이 밤사이에 세상을 떠나거나, 오늘 반신불수의 모습으로 나타나고, 침을 흘리거나 감각 이상, 시야 흐림, 말이 어둔해진 모습을 지켜보는 것은 참으로 안타깝고 슬픈 일이다.

뇌졸중은 암 다음으로 많은 사망 원인 2위다. 그러나 암을 부위별로 따로 떼어놓고 보면 단일 장기 질환으로는 사망 원인 1위로 올라선다. 심장 질환, 간 질환, 위암보다 사망자 수가 두세 배나 많다.

더구나 자각 증상이 없어 뇌졸중을 그냥 방치하고 있는 성인이 약 5.5%가 된다. 바로 내 일일 수도 있고 가족의 일일 수도 있다는 의미다. 이처럼 흔하고 겁나는 뇌졸중, 결국 예방이 답일 수밖에 없다.

뇌졸중의 주원인 중 하나로 여기는 고령(高齡), 이것이 진짜 원인일까? 늘 같은 예를 들지만, 현대인들보다 평균적으로 10년 이상 오래 사는 장수촌 노인들 중에서 뇌졸중 환자를 찾기란 하늘의 별 따기다. 다시 말해 늙어간다는 것이 위험성을 높인다는 이론적 근거는 되겠지만, 현실은 거의 무관하다는 것을 증명하고 있다.

또 나이를 원인으로 받아들이는 순간, 우리에게 더 이상 희망은 없다. 늙는 것을 막을 수 없으니, 누구나 질병 발생을 당연히 여겨야 한다는 말과 같다. 나이? 떨쳐버리자. 몸은 늙었지만 나이는 더 어린 사람이 있을 수도 있고 그 반대도 있다.

그렇다면 뇌졸중 발생에 정말 중요한 원인이 무엇일까? 한 조사에 의하면, 고혈압이면서 흡연자인 경우에 뇌졸중 발생률이 정상 혈압이면서 비흡연자에 비해 20배 정도 높다고 한다. 또 다른 조사 역시 조사 대상자 전체 환자 중 56.9%인 99명이 평소 고혈압이 있었으며, 다른 위험 요인은 당뇨 27%, 흡연 12.6%, 심장 질환 6.3% 등의 순이었다고 한다. 다시 말해 뇌졸중과 밀접한 연관이 있는 선행 질환으로는 고혈압, 당뇨병, 심장병, 고지혈증, 흡연이다.

고혈압약은 중풍을 예방한다?

여기서 잠깐 의문이 든다. 고혈압, 당뇨병, 심장 질환, 고지혈증 환자들은 대부분 그와 관련된 약을 복용하고 있다. 그럼에도 중풍이 왔다. 10년 전만 해도 뇌출혈 대 뇌경색의 발병률이 60:40 정도로 뇌출혈이 조금 더 많았다. 그러나 지금은 뇌경색 80%, 뇌출혈 20% 정도로 그 추이가 역전되었다. 정리하면 뇌출혈 환자는 줄었지만 뇌경색 환자는 오히려 늘고, 게다가 약을 먹어도 뇌졸중 총 사망자 수는 늘었다. 왜 그럴까? 혹시 약을 복용하는 사람이 늘수록 중풍 발생, 특히 혈관이 막힌 뇌경색 발생을 조장하는 것은 아닐까?

또 혈관에 쌓인 콜레스테롤과 혈전(피떡)을 막으려는 저용량의 아스피린 예방법이 있다. 2002년 저용량의 아스피린이 뇌졸중 발병 확률을 25% 감소시키고, 심근경색증도 33%나 낮춘다고 《영국 의학 저널》에 발표됐다. 이런 논문은 무척 많다. 그래서 고혈압 환자 대부분은 이 약을 처방받는다. 나 역시 옛날에는 처방했다. 그럼에도 뇌졸중은 여전히 증가하고 있다.

다른 견해의 논문을 살펴보면 그 이유는 분명해진다. 영국 에든버러 대학 연구 팀이 건강한 성인 3350명을 대상으로 8년간 진행한 실험에서 아스피린의 질병 예방 효과는 특별히 나타나지 않았고 오히려 뇌출혈이나 위출혈 발생이 두 배나 늘었다고 보고했다. 미국 FDA는 비록 저용량이긴 하지만 부작용 위험성이 있어 아스피린을 위험도 D로 분류했고 신·간 장애, 위궤양 또는 출혈성 질환이 있는 경우에는 금기 약에 속한다. 이런 약에 우리 자신의 중풍 예방을 내맡겨야 할까?

그뿐만이 아니다. 뇌졸중은 치유가 어렵다고 생각하다 보니 갖가지 예방약 또는 건강식품 심지어는 뇌졸중 예방 혈관 주사까지 유행한 적이 있다. 전문가의 입으로 버젓이 방송을 통해 그대로 소개되는 현실은 참으로 어이없는 일이다. 물론 이젠 쑥 들어갔지만.

따라서 혈압을 인위적으로 떨어뜨리는 약물로 뇌졸중을 예방하려는 태도는 효과가 별로 없을 뿐 아니라 오히려 위험하다. 게다가 돈은 돈대로 낭비하고 온갖 약의 부작용(저혈압, 발기 부전 등)을 떠안아야 한다. 빈대 잡으려고 초가삼간 태우는 격이다.

뇌졸중 예방은 그 발병 원인을 찾아 제거하는 것뿐이다. 당연히 발병 원인인 선행 질환(고혈압, 당뇨병, 심장병)을 예방하고 치유해야 한다. 금연은 필수다. 다시 한 번 강조하지만, 혈압약을 먹어도 결국 중풍을 예방하지 못한다. 이 점을 잊지 말기 바란다.

엉뚱한 길에서 헤맸으니 당연히 중풍으로 고생하는 분들이 많다. 그럼 지금 중풍에 걸렸다면 그냥 포기해야 할까? 최근 들어 좀 더 적극적으로 대처하기 시작했지만, 아직도 중풍 환자가 그대로 방치되는 경우가 많다. 우리는 흔히 죽은 뇌세포를 되살릴 수 없다고 여겨 포기하고 만다. 게다가 전문가들은 뇌세포는 한 번 죽으면 재생되지 않는다는 말로 희망을 꺾어버린다. 그러나 포기하지 않고 올바른 방법으로 끊임없이 뇌를 자극하면 사라진 기능의 상당 부분이 되돌아온다.

회복을 위해서는 뇌세포를 끊임없이 자극해야

이제부터 뇌졸중의 올바른 치유법을 살펴보자. 먼저 뇌졸중 발생 시 초기 대응이 무척 중요하다. 막힌 혈관은 인위적으로라도 뚫어야 하고, 혈관이 터져 피가 고였다면 서둘러 제거해야 한다. 뇌세포는 굉장히 예민하기 때문에 빨리 조치할수록 좋다. 초기에 적극 대처하면 그만큼 일찍 회복된다.

발생 초기를 지나 이미 뇌세포가 죽어 마비가 풀리지 않을 때도 늦은 초기 대응을 후회하며 땅을 칠 필요는 없다. 지금부터라도 노력한 만큼 좋아진다. 죽은 뇌세포 옆이나 다른 뇌세포에는 죽은 뇌세포의 기능을 대신하는 잠재력이 있다.

회복을 위해서는 먼저 뇌세포를 끊임없이 자극해야 한다. 특히 마비가 온 손과 다리를 계속 움직여 자극해야 한다. 움직이기 어렵다면 꼼지락거리고, 꼼지락거리기도 어렵다면 마음으로라도 움직여야 한다. 마음으로 하늘을 날게 할 수는 없지만 진심으로 마음먹는다면 지금보다 더 멀리 뛰어 날아오르게 한다. 그리고 타인의 도움을 받아 자신이 할 수 있는 동작보다 좀 더 크게 움직여야 한다. 잠시가 아니라 보통 사람보다 더 끊임없이, 그러나 보통 사람과 달리 매우 부드럽게, 천천히. 마비된 부위가 아직 살아 있다는 것을, 그 부위를 살리려는 강력한 의지와 바람을 내 몸에 들려주자. 비록 지금은 병들었지만 우리 몸은 그 진심을 읽고 그 방향으로 움직이려 한다. 당신의 몸을 믿으라. 믿는 만큼 돌아온다. 그러나 안타깝게도 대부분 안 된다고 포기한다. 포기하면 답은 없다.

약 한 달 전, 우리 병원으로 옮겨온 왼쪽 반신불수 환자분(60세, 2009년 발병)에게 첫 회진 때 움직여보라고 하자 놀라는 표정을 지으며 '안 돼요!'라고 대답했다. 마비된 왼쪽 팔을 들어 올리면 오른쪽 팔이라도 강해진다고 몇 번 가르쳐주었더니 나름 열심히 하는지 이젠 오른손의 도움 없이 거의 어깨 높이까지 올린다.

중풍 환자는 막힌 혈관만 혈액 순환의 장애가 있는 것이 아니다. 옆 혈관은 물론 거의 모든 혈관의 순환 기능이 떨어져 있다. 따라서 혈액 순환이 자연스럽게 흘러가는 삶으로의 변화를 주어야 한다. 혈액을 끈적이게 만드는 음식(육식, 설탕, 정제 식품, 인스턴트식품 등), 운동 부족과 과로, 도시 공해 그리고 스트레스는 혈전 생성을 촉진하여 혈관을 잘 막히게 한다. 이런 병을 만드는 생활은 당연히 버려야 한다. 그 대신 피를 맑게 하는 음식(현미 채식, 건강 채식), 맑은 공기와 기를 핏속에 넣어주는 자연환경(숲과 계곡), 혈액 순환을 촉진하는 신체 활동과 적절한 휴식 그리고 몸과 정신에 맑은 기운을 불어넣어주는 즐겁고 긍정적인 태도. 이것이 바로 해답이다.

어떤가? 너무 단순하고 일상적이라서 놀랐는가? '에이, 설마!' 믿기지 않는다고? 그러나 다른 방법으로 치유할 방법은 없다. 이런 자연스러운 삶에 가까워지려 하지 않는다면 치유의 기쁨을 누릴 자격을 포기하는 것과 같다. 포기한다면 또 다른 부위에 2차, 3차 중풍이 다시 온다. 모든 분들에게 현명한 지혜가 가득 넘치길 기원한다.

치매 예방과 치유

    치매와 암 중에서 무엇이 더 무서울까. 치매가 더 무섭다고 말하는 사람이 많다. 암 환자는 임종 때 자녀의 마지막 효도를 받고, 또 가깝게 지냈던 이들이 곁에서 지켜주는 것을 보고 느끼며 임종을 맞이하기 때문에 덜 쓸쓸하지만, 치매 환자는 자신이 누군지도 모른 채 죽어가기 때문이라고 한다. 충분히 공감 가는 주장이다.

    하지만 나는 다른 관점에서 치매가 더 무섭다고 생각한다. 암은 환자 스스로 초기 단계부터 올바른 치유의 길로 들어서면 대부분 회복되지만, 치매는 그렇지 못하기 때문이다. 치매 환자는 스스로 치유할 능력을 상실한 환자다. 따라서 주변 사람들과 지역 사회가 아주 많이 그리고 적극적으로 도와주어야 좋아지는 병이다. 또 꽤 좋아져도 완전한 회복이 어려운 병이다.

    이렇게 무서운 치매가 내 부모님에게, 내게 오지 않길 당연히 바랄 것이다. 그러나 안타깝게도 치매는 점점 늘고 있다. 미국 통계에 의하면, 65세 이상 노인의 5%가 중증 치매, 15%가 경증 치매라고 한다. 80세 노인의 약 20%가 중증 치매의 소견을 보였다. 우리나라도 크게 다르지 않다. 2008년 65세 이상 노인 중 치매 환자는 8.4%라고 한다. 그러나 더 큰 문제는 치매 노인의 수가 20년마다 두 배 증가할 것으로 예상된다는 점이다. 결코 남의 일로 치부할 때가 아니다. 이처럼 매우 빠르게 늘어나고 치유가 만만치 않기에 더욱더 예방에 힘써야 할 가장 대표적인 질병이 치매다.

치매 예방은 불가능할까? 아니다. 다른 병과 마찬가지로 가능하다. 예방하려면 먼저 원인을 정확히 집어내야 한다. 흔히들 치매의 원인으로 노령화를 꼽는다. 그러나 평균 수명이 100세 정도 되는 장수촌 노인 중에서 치매 환자를 찾기란 거의 불가능하다. 또한 요즘 젊은 치매 환자의 급증이 사회 문제로 대두되기 시작했다. 건강보험심사평가원의 보고에 따르면, 2010년 50대 이하 치매 환자가 7393명으로 2006년보다 무려 93%나 늘어났다. 5~10년 전까지만 해도 젊은 치매 환자를 본다는 것은 상상도 못했지만 요즘은 흔한 일이 되어버렸다. 따라서 노령화가 치매의 주원인은 아니다. 그렇다면 치매의 근본 원인은 무엇일까? 또 젊은 치매 환자들이 급증하는 이유는 무엇일까?

치매는 뇌의 심각한 노화의 결과로 나타난다. 즉 뇌세포를 '힘들게 하고 뇌세포를 죽이는 상황'들이다. 뇌혈관에 영양과 산소를 제대로 공급하지 못해 뇌세포를 서서히 파괴하면 어느새 자신이 누군지도 모르게 돼버리는 것이다. 다시 말해, 수명이 끝나 죽기 전에 다른 신체 기능에 비해 뇌의 기능이 아주 빨리 노화된 결과다. 이제 뇌를 노화시키는 주범을 찾아보자.

동물성 식품, 정제 식품 그리고 술 등 몸에 해로운 음식 습관

동물성 지방인 콜레스테롤의 위해성은 따로 언급하지 않아도 될 듯싶다. 동물성 단백질에 많이 들어 있는 메티오닌이라는 아미노산 대사 산물인 호모시스테인은 치매, 알츠하이머 질병 위험을 두 배나 높인다고 한다. 예일 대학 연구 팀에 의하면, 치매의 가장 많은 비율(알츠하이머 71%, 혈관성 치매 24%, 기타 치매 5%)을 차지하는 알츠하이머병으로 사망한 사람을 검시한 결과, 약 13%가 크로이츠펠트야콥병(CJD)이었다고 한다. 이 CJD는 광우병 소의 뇌와 흡사한 양상을 띤다고 한다. 다시 말하면, 많은 치매 환자가 광우병 소를 먹어서 생길 가능성이 높다는 것을 암시하는 충격적인 보고다. 따라서 서구식 식단으로의 변화가 우리나라에 치매 환자가 빠르게 늘어가는 이유가 아닐까 싶다. 또한 술은 간이나 신장 등 해독 기관에만 나쁜 것이 아니라 뇌에도 상당한 악영향을 끼친다.

신체 활동과 잠 부족

신체 활동이 부족하면 뇌 자극도 줄고 뇌 혈류의 흐름도 떨어져 잘 막힌다. 기계도 안 쓰고 그냥 놔두면 쉽게 고장 나는 것처럼, 사람 역시 꾸준히 활동해야 고장이 덜 난다.

건전한 정신 활동 부족

적극적이고 긍정적인 마음으로 끊임없이 뇌를 자극하면 치매 발생 가능성은 거의 사라진다. 그런데 현대인들은 명예퇴직한 뒤부터 활동이 현격히 줄어들면서 소심해지고 스트레스와 우울증 증세가 늘어난다. 이럴 때 치매에 걸릴 확률이 매우 높다. 따라서 여성은 남성보다 고령까지 생존할 확률은 높지만, 치매에 걸릴 확률도 13%나 더 높다. 또 자기 고집이 센 사람들, 용서를 안 하고 이해할 줄 모르며 융통성이라곤 전혀 없는 사람이 알츠하이머성 치매 증세를 더 많이 보인다고 한다.

뇌 건강을 해치는 환경

자동차와 공장 공해, 농약 공해, 환경 호르몬 공해 그리고 담배 등은 뇌세포에 상당한 피해를 준다. 이러한 것이 지속되면 당연히 치매 발생 가능성을 높인다.

위와 같은 원인은 사실 치매의 원인일 뿐만 아니라 암의 원인이기도 하다. 그런데 왜 어떤 사람에게는 치매라는 병이 먼저 찾아왔을까? 이 세상에 같은 것은 하나도 없듯이, 같은 자극에도 반응하는 신체 기관은 사람마다 조금씩 다르다. 특히 뇌 기능이 약하거나 뇌 활동이 부족한 사람이 치매에 잘 걸린다.

  그러나 뇌 기능이 선천적으로 취약하다고 해서 모두 치매에 걸리는 것은 아니다. 앞서 분명한 원인을 찾았으니 당연히 살아생전 치매 예방이 가능하다.

  치매를 예방하려면 첫째, 앞에서 말한 뇌세포를 죽이는 상황을 피해야 한다. 둘째, 뇌세포를 활성화시켜야 한다. 이렇게 사는 분들이 누군가? 바로 장수촌 노인들이다. 그러기에 장수촌에는 치매 환자가 거의 없다. 자연과 더불어 사는 소박한 삶이야말로 가장 확실한 치매 예방법이다. 화투나 카드놀이가 치매에 좋다는 말이 있다. 머리를 많이 써야 하는 놀이이므로 맞는 논리다. 그러나 화투는 관절 퇴화나 골다공증 발생 가능성을 부추기므로 텃밭 활동이나 숲 산책 등으로 대체하는 게 좋을 듯싶다.

  안타깝게도 이미 치매에 걸린 환자분들이 주변에 많다. 그런 분들은 땅만 치며 포기하고 죽을 날을 기다려야 할까? 아니다. 포기하면 더 심해져 당사자나 가족들이 더 고생할 것이다. 치매 환자는 대체로 다른 신체 기능이 멀쩡하므로 쉽게 운명하지 않는다. 물론 잘려나간 손을 되살릴 수 없듯이, 치매 환자를 완전한 정상인으로 되돌릴 가능성은 희박하다. 다만, 손 없이도 큰 불편 없이 생활하는 분들이 있듯, 사라진 세포의 기능을 주변 세포가 대신해줄 수는 있다. 분명한 것은 가족들을 덜 힘들게 한다는 점이다. 또한 치매 환자의 존엄성을 상당히 높여줄 것이다. 치매가 더 심해지기 전에 적극 대처해야 한다.

그럼 어떻게 해야 할까? 신비의 약이나 건강 보조 식품? 최고의 의료 기기? 주의 깊게 방송이나 신문 기사를 살펴보면 종종 신비의 약이 곧 나올 것 같은 소식이 들려온다.

'일(日) 연구 팀, 부작용 없는 알츠하이머병 백신 개발'
'미국 식품의약국(FDA), 알츠하이머병 치료 신약 승인'

2003년에 이런 기쁜 소식이 전달되었지만, 여전히 의학 교과서엔 "많은 약물이 치료제로서 시도되었으나, 불행히도 아직까지 효과가 뚜렷하게 입증된 약물은 없다"고 기록되어 있다.

불행일까? 아니다. 당연히 없다. 콩을 수확하려면 콩을 심어야 하고 팥을 얻으려면 팥을 심어야 한다. 콩을 심고 팥을 얻으려는 사람은 바보이거나 욕심쟁이다.

지인의 어머니가 도시 자녀 집에서 약으로만 관리할 땐 속된 말로 벽에 똥칠을 할 정도로 치매가 심했다. 하지만 지인의 시골 황토집으로 모시고 와서 거의 하루 종일 붙어 지내며 직접 지은 유기농 채소를 제공하고 지극정성을 들인 뒤 점점 좋아져서 이젠 동네 마실을 다녀올 정도로 회복되었다. 자연환경에서 좋은 먹을거리와 적극적인 관심이 치유로 이끈 것이다. 예방법이 곧 치유법이다. 치유의 길로 들어설 때만 치유의 기쁨을 누릴 수 있다.

60점만 넘겨도
치유는 시작된다

강의를 통해 자연치유적 삶, 암을 완전히 극복하신 분들이 사는 모습을 소개하고, 내가 사는 모습을 알려주면 사람들은 오히려 막막해할 때가 많다. '어떻게 도사(?)처럼 저렇게 살 수 있을까?' 지레 겁먹는 경우가 있다.

하지만 크게 걱정할 필요는 없다. 삶을 바꾸는 것이 중요하다고 느꼈다면 지금 당장 할 수 있는 것부터 하나씩 바꾸어나가면 된다. 물론 100점 인생을 살면 가장 안전하다. 그러나 100점 만점에 100점의 삶을 사는 사람은 사실 없다. 사람마다 조금씩 정도의 차이는 있지만 부족하고 잘못된 부분도 적지 않다. 그래도 건강하게 살고 치유에 이른다. 바로 자연치유력의 넉넉함 때문이다.

질병에 따라, 사람에 따라 다르긴 하지만 평균 60점만 넘겨도 치유는 시작된다. 경우에 따라 그 점수만 유지해도 치유에 다다라 생을 마감할 때까지 큰 병치레나 재발 없이 잘 살 수 있다. 당뇨병이든, 고혈압이든, 디스크든, 아토피든 대부분의 질병 환자들은 이 정도에서 치유된다. 반드시 숲에 터를 잡고 직업으로 농사를 선택해야만 치유되는 건 아니다. 도시에서 살더라도 현미밥 채식을 오래 씹어 먹고 낮 동안에 적당히 신체 활동을 늘리는 것만으로도 대부분의 당뇨병과 고혈압은 치유된다.

일단 마음을 먹고 길을 떠나기 시작했다면 치유는 작동한다. 치유의 길을 걸어가면서 무엇을 더 바꾸어야 할지, 왜 바꾸어야 할지를 생각하고 공부하면서 점점 박차를 가하면 치유 속도는 점점 더 붙을 것이다. 당장 현미밥으로 바꾸고 다음엔 육식을 끊고 오래 씹어 먹고, 또 다음엔 산책을 시작하고 그다음엔 일찍 잠을 자고 자연치유적 삶의 깃발을 향해 그렇게 조금씩이라도 걸어가라. 자만이 오히려 병이다. 지금 자신의 모습은 부족하다 인정하고 조금씩이라도 바꾸어나가면 된다. 100점짜리 자연치유적 삶의 목표에 아직 도달하지 못했다고 불안해하지 마라. 하루하루 성실하게 그리고 감사하는 마음으로 보낸다면 거의 대부분 치유에 이른다.

그러나 가끔 평균 60점을 넘겨도 치유되지 않는 경우가 있다. 바로 '과락(科落)'이다. '음식, 환경, 활동과 쉼 그리고 마음' 중 어느 하나가 기준치에 한참 못 미치면 치유가 어렵다. 인스턴트 식품과 육식으로 식탁을 가득 채우는 식습관을 여전히 유지한다면 치유는 불가능하다. 걱정과 근심을 내려놓지 못하고 불안해서 안절부절못하거나 치유에 대한 희망을 포기한다면 치유는 요원하다. 여전히 밤낮이 바뀐 생활을 버리지 못하고 거의 움직이지 않는 활동 습관을 유지한다면 치유는커녕 더 심해진다. 암 환자들의 발병 이전의 삶을 들여다보면 거의 다 이런 유형이 하나 또는 그 이상 겹쳐 있을 때가 대부분이다. 아토피 등 알레르기성 질환은 도시 아파트를 떠나지 않으면 쉽게 진정되지 않는다. 지인의 소개로 알게 된 치과 의사는 고질적인 알레르기성 비염으로 고생했는데, 하동 시골 황토집으로 이사한 뒤부터 사라졌다고 말하면서 환경의 중요성을 강조한다.

진단 이전과 같은 삶의 모습과 태도에서 벗어나 최소한 과락을 피할 정도는 되어야 한다. 음식, 신체 활동과 쉼, 환경 그리고 마음, 이 네 요소 중 어느 하나가 지나치게 낮으면 그 부분의 점수를 올리려고 노력해야 한다. 그것이 지금 당장 쉽지 않다면 다른 부분이라도 더 높은 수준으로 올려야 한다. 마음의 짐을 당장 내려놓기가 어렵다면 일단 생활 습관이나 음식 습관을 철저히 갖추려고 노력해야 한다. 도시 생활을 당장 접을 수 없는 형편이라면, 더 자주 자연의 숲과 친해지려고 짬을 내야 한다. 숲 산책도 자주 가기 쉽지 않다면 자동차나 엘리베이터를 덜 이용하고 걸어 다니면서 계단을 이용하는 게 좋다. 덧붙여 헬스나 요가 등을 배워 수시로 신체 활동을 보강해야 한다. 아파트 베란다에 유기농 채소를 기른다면 집 안 환경을 개선하고 건강한 먹을거리를 얻는, 그야말로 두 마리 토끼를 잡는 일이 될 것이다.

　도시에 살 때 우리는 물을 받아놓고 하루 정도 놓아둔 뒤 밥 짓는 데 쓰곤 했다. 수돗물의 유기 염소는 하루만 지나도 상당수 날아간다고 한다. 또 목욕물을 받아놓고 말린 귤껍질이나 녹차 찌꺼기를 천 주머니에 넣어 담가놓으면 염소를 중화시키고 피부에 영양을 공급해준다. 그리고 발암 물질이나 마찬가지인 머리 염색이나 파마, 화장 등을 멀리해야 한다. 당분간 외식을 자주 할 수밖에 없다면 가능한 한 채식 전문 식당을 찾아다녀야 하고 어쩔 수 없이 회식 자리에 참석해야 한다면 야채 쌈만 먹는 의지를 보여야 한다. 적어도 점심만은 도시락을 싸 가지고 다니는 습관을 길러야 한다. 나 역시 도시에 살 때 이미 배불뚝이 몸매에서 날씬한 근육질 몸매로 바뀌었고, '걸어 다니는 종합병원' 수준이던 온갖 크고 작은 질병이 모두 사라졌다. 바로 위와 같은 노력들을 통해 이룬 것이다.

　도시에서 살고 있는 여러분도 마음만 먹으면 할 수 있다. 그러나 이것도 안 되고 저것도 어렵다고 핑계만 댄다면 그땐 대책이 없다. 어떤 것이든 가능한 것부터 돌파구를 찾아 조금씩 파고 들어가다 보면 자연치유적 삶의 깃발이 보일 것이다.

나는 정말 건강을 확신하는가?

자연치유를 이해하고 이를 삶 속에 뿌리내리기 위해 오늘도 기도하고 명상하고 하루를 준비하지만 나 역시 사람이다. 늘 환자나 보호자를 대상으로 질병과 치유에 대해 말을 하거나 글을 쓰다 보니 사람들은 내가 완전한 자연치유적 삶을 살고 있는지 궁금해한다.

아니다. 나도 보통 사람들처럼 자주 실수하고 종종 유혹에 빠진다. 도시 나들이를 나가 가끔 채식 전문 음식점에서 외식을 하거나, 여행 중에 휴게소 음식을 사먹기도 한다. 명절에는 도시에서 많은 시간을 TV 앞에서 보내고, 기름진 채식 빈대떡으로 과식하고 집으로 돌아오면 하루 이틀 변이 묽고 냄새가 고약하다. 낮에 하루 종일 밭일을 하고 컴퓨터를 하느라 며칠 밤 12시를 넘기면 입안이 헐기도 한다. 여기서 더 무리하거나 절제력을 잃어버려 병을 만드는 삶으로 방향을 돌리면 곧바로 내 몸에 병이 찾아온다. 대형 마트의 빵을 시식하고 나면 두드러기가 도진다. 농사보다 병원 일에 매달려 신경을 더 쓰면서 활동 부족으로 인해, 체중은 줄고 사라졌던 누런 코딱지가 생기고 변이 묽어지고, 심지어 없었던 부정맥과 위장 통증도 생겼다.

건강한 삶을 향해 가야 할 여정이 아직도 많이 남아 있다. 그럼에도 나는 지금 대체로 건강하다. 왜? 내가 잘해서? 아니다. 자연치유력의 넉넉함 때문이다. 자연의 자비는 생각 이상으로 크다. 그 자비가 나에게 건강이라는 선물을 맘껏 누릴 수 있도록 허락한 것이다. 거꾸로 정신 차려 마음을 비우고 탐욕을 내려놓고 건강한 삶으로 되돌아가면 병은 낫는다. 이것이 질병과 치유의 자연법칙이다. 이 법칙은 누구에게나 동일하다. 치유의 길을 소개하는 나도 그렇고, 창조주를 믿거나 말거나 모든 사람이 똑같다. 하늘은 모든 사람을 평등하게 대한다.

그런데 내가 일반 사람들과 다른 것이 몇 가지 있다. 그중 하나가 내 삶을 자주 돌아보는 힘, 나 자신에게 집중하는 힘이 크다는 것이다. 실수로 부딪쳐 통증을 느끼면 바로 '감사합니다!' 하고 외친다. 호떡 먹고 생긴 두드러기로 고통스러울 땐 금식을 하며 절제를 다짐한다. 덜렁거리는 성격을 반성하면서 왜 그랬을까 하고 내 삶과 생활 태도를 되돌아본다. 그늘진 환자의 얼굴이 눈에 띄면 내 얼굴엔 그늘이 없나 살핀다. 미소 띤 얼굴을 보면 나도 미소 지으려 한다. 꾸부정한 자세로 앉아 있는 사람을 보면 바로 허리를 편다. 짧은 순간이라도 눈을 감고 되짚는다. 타인의 모습을 보며 반면교사로 삼고, 타인의 건강한 모습을 보면 바로 흡수한다. 그리고 나 자신을 위해, 더 나아가 모두를 위해 필요한 일은 누가 뭐래도 굽히지 않고 하는 편이다. 나쁜 습관에 타협하지 않는 것은 나만을 위한 것이 아니라, 남을 위한 행동이라고 믿는다.

수많은 사람들이 채식을 하겠다고 마음먹었다가 실패한다. 남을 의식하고 쉽게 타협하거나 양보하기 때문이다. 다른 사람들의 핀잔이나 강권을 의식하기 시작하면 십중팔구 실패한다. '너만 잘났냐, 티 내냐, 유난 좀 그만 떨어라, 너만 잘 먹고 잘 살려고, 술 한 잔, 고기 한 점 정도는 괜찮다' 등 이런 말을 들으면 어쩔 수 없이 위축된다. '꼭 이렇게 살아야 하나?', '이 나이에 무슨 영화를 누리겠다고……' 하는 생각이 솟구치면 거의 가망 없다. 이것은 다른 사람의 나쁜 습관에 동조하는 결과를 초래해 자신도 남도 모두 피해를 본다.

그래서 나 자신은 물론 다른 사람도 피해를 받지 않는 쪽으로 행동하려고 한다. 그렇다고 전혀 타협하지 않는 것은 아니다. 나 역시 최선의 방법을 택하고자 늘 소망하지만 나약하고 부족한 의지를 드러낼 때가 많다. 하지만 그 순간이라도 부족한 나를 보듬고 그 상황에서 최선(차선)을 택한다. 예를 들어 가족이나 친구가 아무리 요구해도 술자리 자체를 피하는데, 어쩔 수 없이 참석할 경우 아예 음식에 손을 대지 않거나 푸성귀 위주로 가볍게 먹고 집으로 돌아와 부족한 양만큼 보충한다. 도시 공기보다 더 나쁜 자동차 장거리 여행 시 자주 환기시키고 복식호흡을 하며 목과 어깨 그리고 발목 운동을 수시로 한다. 도시락을 챙기기 때문에 고속도로 휴게소에 들러도 용변만 해결하는데, 가끔 사먹을 땐 햄과 달걀을 뺀 김밥이나 유부우동과 쌀밥을 아주 천천히 꼭꼭 씹어 먹으려고 노력한다. 명절에 자식들과 술 한잔하길 좋아하는 어머님의 권유를 대개 거절하지만 간절히 바라실 땐 어머니가 드실 술을 줄이는 조건으로 딱 한 잔만 받는다. 이렇듯 끝까지 나를 포기하지 않는다.

  이 차이가 지금의 나를 건강하도록 이끌었고 누구의 핀잔도 의식하지 않고 나를 끊임없이 더 완전한 방향으로 몰아가는 비결이다. 내가 완벽하기 때문에 건강한 것이 아니다. 나는 실수하리라는 것을 부정하지 않는다. 어쩌면 큰 실수를 할지도 모른다. 그러나 실수하는 나를 포기하지 않고 또 다른 도약의 기회로 삼는다. 불완전하지만 끊임없이 건강한 삶을 향해 지금보다 한 발짝 더 나아가려고 노력한다. 할 수 있다는 생각을 내려놓지 않기 때문에 큰 질병이 오지 않을 것이라는 믿음을 갖는다. 소망을 버리지 않는 한, 하늘이 도와준다는 것을 확신한다. 소망을 잃지 않은 나는 건강하고 행복하게 살 것이다. 바로 내 몸 안의 의사가 있기 때문에. 소망하는 누구든 역시 같은 축복을 얻을 것임을 나는 확신한다.

스스로 의사가 되어야 치유에 이른다

나는 치유되지 않는 병은 없다고 자신 있게 말한다. 자연치유의 지혜를 잘 받아들이면 반드시 치유된다고 희망을 불어넣어주려 한다. 물론 치유할 수 없는 경우도 있지만 자기 수명을 다 산 노인을 제외하면 거의 없다고 강조한다. 왜냐하면 어떤 병이든 치유할 수 있는 능력을 가진 의사가 우리 안에 자리 잡고 있기 때문이다. 그런데 강의 때와 달리 입원 환자 중에는 내 말을 오해하는 경우가 더러 있다. 내가 전하려는 바를 제대로 이해 못하고 무조건 '내'가 다 치료해준다고 받아들이는 분들이 많다.

내 '말'을 믿고 따라오면 분명 치유된다. 그런데 여기서 혼동하면 안 된다. 따라야 할 것은 나라는 사람, 즉 '내'가 아니라 내가 한 '말'이다. '내 말'이란 다름 아닌 자연치유의 길, 즉 '치유 내용'을 따르라는 말이다.

얼마 전 우연히 이웃 마을에 요양하러 온 환자 부부를 만났는

데, 환자는 '이불 덮어달라, 양말 벗겨달라' 등을 요구하며 끊임없이 아내를 찾았다. 사지 마비 환자인가 싶어 봤더니 혼자 몸을 일으킬 수 있는 정도였다. 자신은 중증 환자이기 때문에 지금은 간병을 받고 나중에 좋아지면 스스로 하겠다고 했다. 그 환자를 보면서 무척 안타까웠다. 환자에게서 치유의 희망이 보이지 않았다. 이처럼 많은 환자들이 자신을 특별히 보호받아야 할 대상으로 여긴다. 지금 할 수 있는데도 스스로 하지 않으면 그 상황을 벗어날 수 없고, 나중엔 그렇게 할 기회도 없다. 스스로 할 수 있는 일은 지금 시작해야 한다.

현미밥 채식, 오래 씹기, 낮의 신체 활동, 숲의 기운 얻기, 일찍 잠들기, 긍정적인 태도 등 자연치유적 삶을 스스로 거부한다면 다른 방법이 없다. 우리 병원에 입원해 있어도, 내가 곁에서 도와주어도 자기 스스로 받아들이지 않으면 치유는 요원하다. 내 몸 안의 의사, 즉 자연치유력을 끄집어내고 회복시켜야 치유가 되는데, 그 일을 할 사람은 환자 본인이다. 누가 대신 맑은 공기를 마시고 대신 움직여봐야 환자의 몸이 회복되는 게 아니다. 그런데도 여전히 자기 스스로 치유의 길로 적극 나서지 않고 의사, 한의사, 보호자에게 의지하려고만 한다. 나를 믿어주는 것은 고마운 일이지만, 더 큰 문제는 자기 몸이 스스로 치유한다는 믿음이 없을 땐 우리 몸도 비슷하게 반응하여 치유 속도가 더디고, 그러다 보면 치유에 대한 확신은 더 떨어진다. 그 결과, 차도가 신통치 않으면 의료진을 원망하며 끝내는 포기하려고 한다. 치유의 주체는 환자 본인이다. 내가 아니라 환자 자신. 이것이 환자 스스로 의사가 되어야 하는 첫 번째 이유다.

자기 몸의 변화를 가장 먼저 느끼는 것도 환자 본인이다. 어떤 음식이 좋을지, 얼마만큼 움직여야 할지는 자신만이 안다. 어떤 요법이 좋다고 해서 모두에게 좋은 것은 아니다. 같은 음식에 대한 반응도 제각각 다르다. 누구는 쉽게 적응하지만, 그렇지 않은 사람도 있다. 같은 음식이나 약도 사람에 따라 필요한 양이 다르다. 누구나 경험해본 일이다. 따라서 무엇을, 어떻게 먹을 것인지, 무엇이 자신에게 더 적합한지는 본인 이외에는 정확히 알아낼 방법이 없다. 누구에게는 사과가 약이 되지만, 사과 알레르기가 있는 사람에게는 독이 될 수 있다. 대원칙(자연치유적 삶)을 세워나가는 것도 본인이지만, 그 원칙 아래 세부적으로 자신에게 적용할 수위와 속도를 결정하는 것도 본인이어야 한다.

또한 우리를 유혹하는 것들이 많다. 이런 요법이 좋다든가, 이런 음식, 이런 보조제가 좋다는 말을 더 많이 듣게 될 것이다. 가족들이, 친척들이, 친구들이 '왜 병원에 가지 않느냐, 그러면 죽는다'는 말로 수없이 충고(?)할 것이다. 그때마다 왔다 갔다 흔들릴 것이다. 이제까지 해온 것이 잘못되었나, 또 다른 방법을 시도해야 하지 않을까? 흔들리는 갈대보다 더 자주 흔들어놓을 유혹이 계속 다가올 것이다. 이때 흔들리는 것도 본인이고, 중심을 잡는 것도 오직 본인이다.

아무리 좋은 음식, 아무리 좋은 자연요법도 타인에게 맡겨, 차려주는 대로 받아먹는 것만으로는 부족하다. 자기 스스로 할 수 있는 일을 늘려가야 한다. 특히 말기 암 환자라면 더더욱 그렇다. 지금 당장 몸이 힘들어서 하기 어렵다고 짜증을 내며 귀찮다고 생각할지도 모르겠다. 물론 이해된다. 하지만 그 자리, 그 수준에 그냥 머물러 있을 수밖에 없다고 스스로 규정해버리면 그 자리를 박차고 일어설 수 없다. 몸이 안 따라주면 마음만이라도 늘 세우고 있어야 한다. 더 나아가 구체적으로 계획하고 실천을 준비할 때 치유가 현실화될 가능성이 많다. 스스로 서는 것만이 진정으로 자기 자신을 위하는 것이요, 질병에서 벗어나는 과정임을 절감할 때 치유는 성큼 다가온다. 언제까지 아기처럼 그 자리에 그냥 머물러 있으려 하는가?

보호자나 다른 치료사들 역시 이 점을 명심해야 한다. 아무리 환자를 사랑하는 가족이나 보호자도 입을 꽉 다문 환자에게는 현미밥을 먹일 수 없다. 환자가 강요를 받아들이면 그땐 효과가 크게 경감된다. 몸에 좋다고 억지로 먹여봐야 오히려 토해버려 더 큰 낭패를 당할 때도 많다.

진정한 치료사는 자신이 치료해주겠다고 선언하는 것이 아니다. 치유는 환자의 몸 스스로 하는 것이며, 환자 몸 안의 의사가 잘 활동할 수 있도록 삶을 바꾸는 것 역시 환자 본인이 할 일이라는 사실을 알려주는 게 가장 중요하다. 따라서 보호자와 자연치유사는 서로 협심하여 환자가 자연치유의 길로 기꺼이 즐거운 마음으로 걸어갈 수 있도록 격려해주고 도와주는 일에 가장 관심을 두어야 한다. 그래서 "인간은 원래 병을 치료하는 힘을 갖추고 있다. 의사는 그 힘을 충분히 발휘할 수 있도록 도와주기만 하면 된다"라고 히포크라테스는 선언한 것이다.

'낫지 못하는 병은 없고, 다만 포기하는 삶만 있다'는 자연치유 이야기를 다 듣고 나면 간혹 환자나 가족들은 나을 수 있는 확률이 몇 퍼센트일까 궁금해한다. 나는 사람을 살리고 수명을 연장해주는 신이 아니다. 남은 수명을 더 이상 까먹지 않고 잘 보살피는 길(지혜)을 가르쳐주는 사람일 뿐이다. 그 답은 오직 당신만이 안다. '내 몸 안의 의사'에게 물어보라! 남은 수명은 아직 많이 남아 있다. 설령 얼마 남아 있지 않다 해도 가야 할 길은 단 하나다. 자연치유적 삶!

치유는 오직 환자에게 달려 있다. 진정으로 치유를 원하는가? 그렇다면 자기 몸 안의 의사를 믿고 스스로 의사가 되자!

바라문 출신의 수학자 목건련이 부처에게 물었다.

"그 많은 부처님의 제자 중에 깨달음을 이룬 사람도 있고 방황하는 이도 있고, 경제적으로 성공한 사람도 있고 가난에서 벗어나지 못한 사람도 있습니다. 똑같이 가르침을 베풀었는데도 왜 그러합니까?"

부처가 조용히 말했다.

"나는 다만 길을 가르쳐줄 뿐이다. 그 길을 가고 아니 가는 것은 그들에게 달려 있다."

■ 에필로그

환우들이여, 크게 꿈을 꾸어라!

　자연치유를 지향하는 병원을 개설하고 나니 암 환자들이 점점 늘어난다. 어렴풋이나마 자연치유가 치유의 길이라는 것을 아는지 소문에 소문이 꼬리를 물어 많은 이들이 찾아와 문의하고 그중엔 입원을 하기도 한다. 암 환자들과 가까이서 날마다 대하다 보니 난감한 일이 종종 생긴다. 그중 하나가, 내가 알려주려는 것과 환자들이 얻고 싶은 것이 근본적으로 다르다는 점이다. 환자들이 바라는 길이 내가 생각하는 것과 엇박자 나는 것을 종종 눈으로 확인한다. 그때마다 가슴이 답답해온다.

　암 환자들은 대개 눈앞에 보이는 암 덩어리가 없어지고 통증이 사라지는 것을 일차적 목표로 삼는다. 그래서 이것저것 닥치는 대로 관심을 갖는다. 이 방법은 생각하는 것보다 무척 많다.

마약 성분의 약을 먹으면 통증은 대부분 잡힌다. 물론 몇 시간 뒤에 다시 통증이 오겠지만. 또 암 덩어리를 없애길 바라면 수술, 항암제 또는 방사선 치료가 제격이다. 비록 엄청난 후폭풍이 밀려오고 3개월 뒤, 1년 뒤, 좀 더 길게는 5년 뒤 재발하거나 급격히 번져 다시 손도 쓰지 못하고 세상을 하직하는 경우가 수두룩하지만 시술 뒤 잘되었다는 판정을 받는 가장 확실한 방법이 현대 의학적 치료법이다. 다행히 우리 병원에 오는 대다수 환자들은 이 후폭풍에 대한 우려를 잘 알고 있고, 현대 의학적 치료의 한계(재발과 전이)를 깨닫고 포기하고 오는 환자들이다. 수술, 항암제, 방사선 치료 뒤에 잘됐다는 완치 판정을 받고 나서도 재발하길 여러 번 경험하거나 간접적으로 듣고 왔기에 이 방법은 아니라고 생각하는 편이다.

그럼에도 우리 병원 암 환자 역시 일반 암 환자와 별다르지 않게 통증과 암 덩어리에 온 신경이 곤두서 있다. 통증에 민감하고 암 덩어리가 어찌 되었는지 늘 궁금해하고 염려한다. 어쩌다 급체하거나 새로운 통증이라도 나타나면 '이크, 이거 더 번진 게 아닌가' 하고 가슴을 쓸어내린다. 지나치게 신경을 써서 컨디션이 떨어지면 '어, 더 도진 게 아닌가?' 하고 불안해한다. 어쩌면 우리 병원 환자들도 암 덩어리가 사라져야 '그래도 5년이면 어디야 하며 반길지 모르겠다. 다른 점이라면 현대 의학적 정통 치료를 포기했다는 점이지만, 갖가지 대체 약물요법(비타민 C 고용량 요법, 미슬토, 자닥신 등)에 관심을 쏟는다. 그래서 환자들이 우리 병원에 시술을 강력히 요청해서 현재 시행 중이다. 현대 의학적 치료법에 비해 상대적으로 후유증이 거의 없고 비용 부담도 적은 데다 항암 효과도 있다고 하니 일석 삼조의 효과로 보인다. 우리 병원 환자들은 이 비타민 요법에 일희일비한다. 이것으로도 만족하지 않는지 이런저런 자연요법에도 매달린다. 회진 시간에 병실 안을 들여다보면 배달되어온 야채와 과일 박스며 온갖 치료 기구들이 널려 있다. 가끔 나 모르게 간식도 마다하지 않는데, 혹여 들키기라도 하면 죄인이라도 된 듯 황급히 숨기 바쁘다. 또 산책 다녀오면서 뭘 그리 많이들 들고 오는지. 그렇게 바로 눈앞의 통증과 암 덩어리에 시선이 꽂혀 시시각각 예민하게 반응하고 이것이 좋다 하면 그리로 쏠려가는 모습을 지켜보는 일은 무척 힘겹다.

아무리 날고 기는 용한 요법이라도 애석하지만 암 덩어리가 자랄 수밖에 없는 조건을 버리지 않았다면 또다시 생긴다. 그런 요법이 있다면 이 세상 갑부들이 가장 먼저 챙겼을 것이다. 줄을 똑바로 그으려면 멀리 한 곳을 정하고, 그곳을 바라보고 그어가면서 잠깐잠깐 바로 앞을 확인해야 한다. 바로 눈앞에서만 반듯하게 그려봐야 결국 삐뚤빼뚤거린다. 마찬가지로 치유를 위해 우리가 시선을 두어야 할 곳은 눈앞의 통증이나 암 덩어리가 아니라 멀리 있는 자연치유의 깃발이어야 한다. 그러면서 가끔 눈앞의 통증과 암 덩어리에 관심을 갖고 이런저런 요법들을 찾을 때 치유가 완성된다.

자연요법이나 대체요법이 문제 있다고 말하는 게 아니다. 이런 방법들은 대개 치유 과정을 수월하게 그리고 좀 더 빠르게 도달하도록 도와준다. 나 역시 그런 요법들 중 몇 가지는 종종 이용한다. 문제는 그런 요법에 매달리다 보니 정작 중요한 자연치유적 삶을 등한시한다는 점이다. 이게 좋을까 저게 좋을까 하고 휩쓸리다 보면 자연치유에 대한 믿음은 희석되고 불안감은 더 커진다. 자기 몸의 치유력에 대한 확신보다 외부에서 투여되는 것에 지나치게 매달리면 내 몸 안의 의사는 팔짱을 끼고 쳐다볼지도 모른다. 자연치유적 삶을 향해 확신을 갖고 즐겁게 걸어가면서 가끔 '어, 이런 방법도 있네, 한번 해볼까?' 하고 가벼운 마음으로 자연요법이나 대체요법을 받아들일 때 그 요법의 효과도 제대로 빛을 발휘한다.

내가 우리 암 환자들에게 주고 싶은 것은 눈앞에 보이는 암 덩어리의 소실이나 5년 완치라는 목표가 아니다. 그 정도라면 다른 병원, 다른 자연요법가에게 가도 충분히 가능하다. 그 정도로는 내 성이 차질 않는다. 5년을 뛰어넘어 평균 수명까지 건강하게 살 수 있는 길을 함께 걸어가는 동무의 모습을 보고 싶다.

단지 바라는 게 아니다. 그 길로 가면 저절로 당연히 뒤따라온다. 완전한 치유는 물론 통증이나 암 덩어리도 더 빨리 소실된다. 무엇을 먹을까 궁리할 게 아니라 덜 먹고 오래 씹어 먹는 자연적인 섭생법이 진짜 남는 것이며, 피가 되고 살이 된다. 혹여 자기 입맛에 좀 맞지 않더라도 감사히 즐겁게 먹고 다음엔 좀 더 맛있게 해달라고 부탁할 줄 알 때 치유가 된다. 이런저런 불편, 불만에 지나치게 마음을 쓸 게 아니라 먹을 수 있고 움직일 수 있고 지낼 수 있는 공간이 있음을 진심으로 감사하게 받아들일 때 통증은 사라진다. 이런 너그러운 마음과 감사하는 마음은 치유에 더없이 중요한 것임을 잊지 말자는 얘기다. 통증이나 부종 등 증상을 잡기 위해 침이나 뜸 등 이런저런 요법을 받으면서도 왜 이런 증상이 다시 생기고 아직 없어지질 않는지, 어제의 생활을 돌아보고 자신이 지내왔던 삶의 습관과 태도를 늘 살피고 변화를 주는 것이 증상을 없애고 다시는 나타나지 않도록 이끄는 핵심 중의 핵심이라는 점을 잊지 말자는 얘기다. 그 외의 길은 없다.

그중에는 너무 늦은 경우도 있다. 삶을 완성하는 것은 죽음이라고 생각한다. 인생을 잘 정리해야 하는 길목에 서 있다면 죽음을 품위 있게, 의연하게 받아들이고, 남은 하루하루를 최선을 다해 자연치유적 삶으로 즐겁게 걸어가는 삶의 동료를 보고 싶다. 이것이 지금 산청 산골에서 하동의 자연요양병원으로 내려온 이유다.

자연치유의 길로 첫발을 디딘, 사지 멀쩡한 우리 암 환자들에게 죽기는커녕, 나을 수밖에 없으니 걱정하지 말고 힘차게 걸어가라고 수없이 들려주고 설득해도 뒤돌아서면 다시 눈앞의 통증과 암 덩어리에 시선이 꽂혀 머뭇거리는 모습이 참으로 안타깝다. 그런 초조한 모습 대신 눈앞의 질병과 증상을 잊은 채, 당연히 나을 것이고 이미 나았다 믿으며 감사한 마음으로 당당하게 생활하는 모습을 보게 될 날이 곧 오길 간절히 바란다. 아무리 발버둥치고 두리번거려도 치유를 위해 가야 할 길은 자연치유, 단 하나밖에 없다.

암 환우들이여, 누가 당신 생명의 생사여탈권을 갖고 있는가?
의사인가? 자연요법가인가?
아니다. 오직 당신 자신뿐이다.
하늘은 이 땅에서 더 보람 있고 가치 있는 삶을 살라고 암 덩어리를 통해 메시지를 던져주고 있다.
암 환우들이여, 꿈을 크게 꾸어라. 그리고 그 꿈을 향해 한발 한발 걸어가라.
그 믿음대로 이루어진다.
지금 이 순간 치유되었다고 감사의 기도를 드려라. 하늘과 자연에게…….

내 몸이 최고의 의사다

초판 1쇄 발행 | 2012년 3월 23일
초판 14쇄 발행 | 2025년 10월 23일

지은이 | 임동규
발행인 | 김태진 · 승영란
편집주간 | 김태정
디자인 | 여상우 · 이연숙
마케팅 | 함송이
경영지원 | 이보혜
출력 | 블루엔
인쇄 | 다라니인쇄
제본 | 경문제책사
펴낸곳 | 에디터
주소 | 서울특별시 마포구 만리재로 80 예담빌딩 6층
문의 | 02-753-2700, 2778 FAX 02-753-2779
등록 | 1991년 6월 18일 제313-1991-74호

값 13,000원
ISBN 978-89-92037-96-9   13510

ⓒ 임동규, 2012

이 책은 에디터와 저작권자와의 계약에 따라 발행한 것이므로
본사의 서면 허락 없이는 어떠한 형태나 수단으로도 이 책의 내용을 이용하지 못합니다.

◆ 잘못된 책은 구입하신 곳에서 바꾸어 드립니다.